Eletrofisiologia

Vias Auditivas e Vestibulares
Monitoramento Intraoperatório

Thieme Revinter

Eletrofisiologia
Vias Auditivas e Vestibulares
Monitoramento Intraoperatório

Signe Grasel
Responsável pelo Setor de Eletrofisiologia da
Clínica Otorrinolaringológica do Hospital das Clínicas
Faculdade de Medicina da Universidade de São Paulo (HCFMUSP)
Doutora em Medicina pela Universidade de Bonn, Alemanha
Doutora em Medicina pela FMUSP

Roberto Beck
Médico Otorrinolaringologista pela Associação Brasileira de
Otorrinolaringologia e Cirurgia Cérvico-Facial – Associação Média Brasileira
(ABORL-CCF-AMB)
Doutor pela Faculdade de Medicina da Universidade de São Paulo (FMUSP)
Médico-Assistente da Divisão de Clínica Otorrinolaringológica do Hospital das
Clínicas da FMUSP
Coordenador do Departamento de Eletroneurofisiologia da ABORL-CCF
Fellowship em Eletrofisiologia da Audição pela FMUSP

Thieme
Rio de Janeiro • Stuttgart • New York • Delhi

Dados Internacionais de Catalogação na Publicação (CIP)

G767e

Grasel, Signe
 Eletrofisiologia: vias auditivas e vestibulares monitoramento intraoperatório/Signe Grasel & Roberto Beck – 1. Ed. – Rio de Janeiro – RJ: Thieme Revinter Publicações, 2020.

174 p.: il; 16 x 23 cm.
Inclui Índice Remissivo e Referência Bibliográfica
ISBN 978-85-5465-217-3
eISBN 978-85-5465-218-0

1. Otorrinolaringologia. 2. Eletrofisiologia. I. Beck, Roberto. II. Título.

CDD: 617.51
CDU: 616.21

Contato com o autor:
Roberto Beck
robertomobeck@gmail.com

© 2020 Associação Brasileira de Otorrinolaringologia e Cirurgia Cérvico-Facial – ABORL-CCF
Todos os direitos reservados.

Thieme Revinter Publicações Ltda.
Rua do Matoso, 170, Tijuca
20270-135, Rio de Janeiro – RJ, Brasil
http://www.ThiemeRevinter.com.br

Thieme Medical Publishers
http://www.thieme.com

Capa: Thieme Revinter Publicações Ltda.
Ilustração da capa: © AdobeStock/Stnazkul

Impresso no Brasil por Forma Certa Gráfica Digital Ltda.
5 4 3 2
ISBN 978-85-5465-217-3

Também disponível como eBook:
eISBN 978-85-5465-218-0

Nota: O conhecimento médico está em constante evolução. À medida que a pesquisa e a experiência clínica ampliam o nosso saber, pode ser necessário alterar os métodos de tratamento e medicação. Os autores e editores deste material consultaram fontes tidas como confiáveis, a fim de fornecer informações completas e de acordo com os padrões aceitos no momento da publicação. No entanto, em vista da possibilidade de erro humano por parte dos autores, dos editores ou da casa editorial que traz à luz este trabalho, ou ainda de alterações no conhecimento médico, nem os autores, nem os editores, nem a casa editorial, nem qualquer outra parte que se tenha envolvido na elaboração deste material garantem que as informações aqui contidas sejam totalmente precisas ou completas; tampouco se responsabilizam por quaisquer erros ou omissões ou pelos resultados obtidos em consequência do uso de tais informações. É aconselhável que os leitores confirmem em outras fontes as informações aqui contidas. Sugere-se, por exemplo, que verifiquem a bula de cada medicamento que pretendam administrar, a fim de certificar-se de que as informações contidas nesta publicação são precisas e de que não houve mudanças na dose recomendada ou nas contraindicações. Esta recomendação é especialmente importante no caso de medicamentos novos ou pouco utilizados. Alguns dos nomes de produtos, patentes e design a que nos referimos neste livro são, na verdade, marcas registradas ou nomes protegidos pela legislação referente à propriedade intelectual, ainda que nem sempre o texto faça menção específica a esse fato. Portanto, a ocorrência de um nome sem a designação de sua propriedade não deve ser interpretada como uma indicação, por parte da editora, de que ele se encontra em domínio público.

Todos os direitos reservados. Nenhuma parte desta publicação poderá ser reproduzida ou transmitida por nenhum meio, impresso, eletrônico ou mecânico, incluindo fotocópia, gravação ou qualquer outro tipo de sistema de armazenamento e transmissão de informação, sem prévia autorização por escrito.

AGRADECIMENTOS

Aos Profs. Edigar Rezende de Almeida e Ossamu Butugan, que introduziram os exames eletrofisiológicos, no Brasil, na década de 1970. Sua busca incessante pela perfeição e seu incentivo à inovação foram determinantes. Sem eles, a Eletrofisiologia no Brasil não teria o nível de excelência e prestígio internacional atual.

À ABORL-CCF, em nome de seu presidente Prof. Luiz Ubirajara Sennes, toda a diretoria executiva e aos funcionários que viabilizaram este projeto.

A todos os autores e colaboradores que participaram desta obra, dedicando seu tempo, conhecimento e carinho para que este livro seja útil e referência para as novas gerações.

APRESENTAÇÃO

Esta obra é resultado do excelente trabalho realizado pelos membros do Departamento de Eletroneurofisiologia da ABORL-CCF.

Trata-se de obra única em língua portuguesa que traz atualização e boas práticas em relação aos exames eletrofisiológicos para as novas gerações de otorrinolaringologistas e fonoaudiólogos. Além disso, permite aos mais experientes uma reciclagem rápida e prática no que há de mais atual neste campo.

Contém descrição detalhada dos exames, execução e interpretação, e, no final, uma coleção de casos clínicos para testar e consolidar seus conhecimentos.

PREFÁCIO

A Otorrinolaringologia é uma rica especialidade médica que basicamente se insere em todos os ramos médicos: o diagnóstico, a clínica, a cirurgia e a reabilitação.

A ORL abrange 4 dos 5 sentidos, sendo responsável pela maior parte da comunicação humana.

A eletrofisiologia do sistema auditivo teve início em pesquisas de *Sohmer* and *Feinmesser* em 1967 e foi impulsionada por *Jewett* and *Williston* em 1971 e, claramente, descrita por *James Jerger e Alfred Coates* em 1976. Estes pesquisadores descreveram a via auditiva evocada por meio de respostas elétricas, desde a cóclea até o córtex cerebral, na sua área 41 e 42 de Brodman. Esse conhecimento revolucionou a audiologia e o diagnóstico otológico.

Em 1978, ainda aluno de medicina, tive a oportunidade de estagiar, por 6 meses, com Jerger e Coates no Neurosensory Center da Baylor University em Houston no Texas, e acompanhar parte desse desenvolvimento. No Brasil, na década de 1970, o Hospital de Clínicas da Faculdade de Medicina de Ribeirão Preto recebeu, em doação da família de uma criança que nasceu surda, o primeiro equipamento no Brasil. O HCFMUSP, em São Paulo, logo em seguida, implantou o serviço de Eletrofisiologia da Audição com os Professores Ossamu Butugan e Edigar Resende de Almeida. Eu trouxe dos Estados Unidos comigo, em 1980, o terceiro equipamento para a Clínica Otorhinus de São Paulo e, lá, onde trabalhei por 10 anos, foram feitos mais de 15 exames de diagnóstico de surdez em crianças e de tumores em adulto. Por isso, fico muito honrado e lisonjeado pelo convite para escrever o prefácio desse importante compêndio para que essa técnica seja cada vez mais ensinada, no Brasil, para médicos e fonoaudiólogos.

Quando Presidente da ABORL-CCF, eu tive o prazer de fundar o Departamento de Eletrofisiologia da Associação, vislumbrando a importância de o otorrinolaringologista tomar para si essa técnica, abrindo mais os horizontes profissionais dos jovens colegas.

Por isso, fico muito feliz com o trabalho que esse Departamento tem desenvolvido e parabenizo seus membros pela organização deste livro, que, sem dúvida, é mais um grande passo para o estabelecimento da técnica entre os especialistas.

O outro ramo da eletrofisiologia dentro de nossa especialidade são as respostas evocadas de outros nervos cranianos periféricos, em especial o nervo facial, os da laringe, da região cervicofacial com o VEMP cervical e o ocular.

Essa técnica se tornou essencial no diagnóstico de doenças do nervo facial e no monitoramento de cirurgias otológicas e otoneurológicas, mudando o resultado e prevenindo sequelas em cirurgias de ouvido, tireoide, tumores de cabeça e pescoço, entre outras.

Enfim, um novo universo se abre a todos os otorrinolaringologistas profissionalmente e em termos de pesquisa, e tenho certeza, vendo o Sumário dos capítulos deste livro, que impulsionará ainda mais o conhecimento.

Boa leitura!

Ricardo Ferreira Bento
Professor Titular de Otorrinolaringologia da
Faculdade de Medicina da Universidade de São Paulo

COLABORADORES

KAREN DE CARVALHO LOPES
Médica Otorrinolaringologista
Especialização em Otoneurologia pela Escola Paulista de Medicina da Universidade Federal de São Paulo (EPM-UNIFESP)
Mestre em Ciências pelo Departamento de Otorrinolaringologia e Cirurgia de Cabeça e Pescoço da EPM-UNIFESP
Doutora em Medicina (Otorrinolaringologia) pela EPM-UNIFESP
Professora Adjunta da Disciplina de Otologia-Otoneurologia da EPM-UNIFESP

MARCELO RIBEIRO DE TOLEDO PIZA
Fellow International Hearing Foundation pelo Laboratório de Otopatologia da Universidade de Minnesota – Minneapolis, EUA
Mestre em Medicina pela Faculdade de Medicina de Ribeirão Preto da Universidade de São Paulo (FMRP-USP)
Coordenador do Comitê de Eletrofisiologia da Associação Brasileira de Otorrinolaringologia e Cirurgia Cérvico-Facial (ABORL-CCF) – Gestão: 2013-2016
Coordenador do Comitê de Triagem Auditiva Neonatal da ABORL-CCF – Gestão: 2016-2019

MARIANA LOPES FÁVERO
Doutora em Ciências de Otorrinolaringologia pela Faculdade de Medicina da Universidade de São Paulo (FMUSP)
Coordenadora dos Programas de Formação em Eletrofisiologia e Foniatria da Divisão de Educação e Reabilitação dos Distúrbios da Comunicação da Pontifícia Universidade Católica de São Paulo (DERDIC/PUC-SP)

NOEMI DE BIASE
Médica Otorrinolaringologista
Mestre em Otorrinolaringologia pela Faculdade de Medicina de Ribeirão Preto da Universidade de São Paulo (FMRP-USP)
Doutora pela Escola Paulista de Medicina da Universidade Federal de São Paulo (EPM-UNIFESP)
Livre-Docente em Otorrinolaringologia pela EPM-UNIFESP
Professora Adjunta do Departamento de Otorrinolaringologia e Cirurgia de Cabeça e Pescoço da EPM-UNIFESP

PAULA LOURENÇATO
Otorrinolaringologista pela Associação Brasileira de Otorrinolaringologia e Cirurgia Cérvico-Facial (ABORL-CCF)
Fellowship em Eletroneurofisiologia da Audição e das Vias Vestibulares pelo Hospital das Clínicas da Faculdade de Medicina da Universidade de São Paulo (HCFMUSP)

PEDRO LUIS CÓSER
Médico Otorrinolaringologista
Doutor em Distúrbios da Comunicação Humana pela Universidade Federal de São Paulo (UNIFESP)
Professor Adjunto de Otorrinolaringologia da Universidade Federal de Santa Maria (UFSM)

RAQUEL SALOMONE
Médica Otorrinolaringologista pela Associação Brasileira de Otorrinolaringologia e Cirurgia Cérvico-Facial (ABORL-CCF)
Doutora em Otorrinolaringologia pela Faculdade de Medicina da Universidade de São Paulo (FMUSP)
Pós-Doutora em Cirurgia pela FMUSP
Membro da International Society of Intraoperative Neurophysiology (ISIN)
Membro da Sociedade Brasileira de Neurofisiologia Clínica (SBNC)

RODRIGO CESAR SILVA
Graduação e Residência Médica em Otorrinolaringologia pela Faculdade de Medicina de Marília (FAMEMA)
Título de Especialista em Otorrinolagingologia pela Associação Brasileira de Otorrinolaringologia e Cirurgia Cérvico-Facial (ABORL-CCF) e Associação Médica Brasileira (AMB)
Fellowship em Otoneurologia pela Escola Paulista de Medicina da Universidade Federal de São Paulo (EPM-UNIFESP)
Preceptor Voluntário do Ambulatório de Otoneurologia da UNIFESP-EPM
Médico do Setor de Otoneurologia e Eletrofisiologia do Hospital Paulista

SUMÁRIO

1 PEATE EM ADULTOS 1
   Marcelo Ribeiro de Toledo Piza

2 PEATE EM CRIANÇAS... 11
   Paula Lourençato • Signe Grasel • Roberto Beck

3 CHIRP 19
   Roberto Beck

4 RESPOSTAS AUDITIVAS DE ESTADO ESTÁVEL 23
   Roberto Beck

5 PEATE – FREQUÊNCIA ESPECÍFICA COM *TONE BURST* – VIA AÉREA E VIA ÓSSEA 33
   Mariana Lopes Fávero

6 EMISSÕES OTOACÚSTICAS 39
   Rodrigo Cesar Silva

7 ELETROCOCLEOGRAFIA.. 47
   Signe Grasel

8 POTENCIAL EVOCADO MIOGÊNICO VESTIBULAR – VEMP 57
   Karen de Carvalho Lopes

9 POTENCIAIS DE MÉDIA LATÊNCIA.. 67
   Roberto Beck • Signe Grasel

10 P300 71
   Pedro Luis Cóser

11 PEATE COM ESTÍMULO DE FALA – *FREQUENCY FOLLOWING RESPONSE* (FFR) 77
   Mariana Lopes Fávero • Signe Grasel • Roberto Beck

12 MONITORIZAÇÃO NEUROFISIOLÓGICA INTRAOPERATÓRIA
   DE NERVOS CRANIANOS 81
   Raquel Salomone

13 ELETROMIOGRAFIA DA LARINGE 97
   Noemi De Biase

14 CASOS CLÍNICOS **111**
Signe Grasel ▪ *Roberto Beck*

ÍNDICE REMISSIVO **155**

Eletrofisiologia

Vias Auditivas e Vestibulares
Monitoramento Intraoperatório

Thieme Revinter

PEATE EM ADULTOS

Marcelo Ribeiro de Toledo Piza

Também conhecido como BERA (*Brainstem Evoked Response Audiometry*) ou ABR (*Auditory Brainstem Response*), o Potencial Evocado Auditivo de Trono Encefálico (PEATE) é um exame que permite avaliar e identificar respostas elétricas desencadeadas por estímulos sonoros que correspondem à atividade elétrica da cóclea, do nervo auditivo e de algumas porções do tronco encefálico. As respostas correspondem à atividade neural desde a porção distal do nervo coclear, núcleos cocleares, complexo olivar superior, lemnisco lateral até o colículo inferior.

O PEATE é classificado como um exame de resposta evocada, transiente e de curta latência (resposta menor que 10 ms).

O método foi inicialmente concebido para avaliar o limiar eletrofisiológico auditivo em crianças, mas rapidamente se expandiu para a avaliação da integridade da condução neural do nervo auditivo e tronco encefálico na possibilidade de lesões retrococleares. Outras utilizações deste exame compreendem a monitoração intraoperatória de procedimentos que afetem o VIII nervo craniano e a fossa posterior, e a avaliação da possibilidade de morte encefálica de pacientes comatosos.

As técnicas eletrofisiológicas não medem a **audição**, mas "avaliam fenômenos do sistema auditivo que participam da integração da mensagem auditiva". Não medem a maneira como o indivíduo percebe, analisa, discrimina, integra e utiliza os dados sensoriais que chegam às estruturas corticais, quer estes dados sejam oriundos de um sistema auditivo periférico perfeitamente funcionante ou alterado (perda auditiva condutiva ou sensório-neural).

RECOMENDAÇÕES BÁSICAS

Todos os exames eletrofisiológicos têm em comum a captação de respostas elétricas de pequena amplitude, captadas por eletrodos de superfície e não diretamente nas estruturas que geram as respostas. Desta maneira se faz necessário que tenhamos um ruído eletroencefalográfico baixo para que a resposta do sistema auditivo seja visível no registro. Além disso, artefatos elétricos podem interferir na captação. Para isso, é importante que tanto o local do exame como o paciente estejam preparados.

Sala de Exame

A grande maioria de artefatos elétricos gerados durante o exame provém de um aterramento inadequado. É aconselhável que o equipamento utilizado seja ligado em rede elétrica com circuito elétrico isolado e exclusivo, com aterramento também exclusivo para as tomadas a serem utilizadas pelo equipamento.

Devem-se evitar carpetes ou tapetes na sala de exames de modo a diminuir a possibilidade de eletricidade estática que pode, até mesmo, danificar componentes eletrônicos dos equipamentos. Lâmpadas fluorescentes, assim como *dimmers*, podem causar artefatos elétricos que interferem diretamente na qualidade do registro dos exames.

Paciente
O paciente que será submetido ao exame, não necessita de preparo especial. Se possível o paciente deve ser aconselhado a evitar o uso de creme hidratante ou protetor solar no dia do exame para facilitar a limpeza da oleosidade da pele. Não há necessidade de qualquer tipo de dieta prévia, e o paciente deve manter suas medicações de uso habitual. Durante a realização do exame, o paciente deve permanecer relaxado e com os olhos fechados, deitado ou sentado em poltrona reclinável, confortável e com apoio da cabeça.

> É fundamental avaliação audiométrica prévia e recente. A audiometria deve estar na frente do examinador para planejamento e realização do exame. O PEATE deve ser iniciado pela orelha com os melhores limiares ou a melhor discriminação.

> **É IMPORTANTE LEMBRAR** que algumas drogas de ação central, principalmente da classe dos anticonvulsivantes (por exemplo, carbamazepina), podem alterar as respostas, atrasando um pouco a latência da onda V.

> É obrigatória e fundamental a realização de otoscopia/otomicroscopia antes do exame para limpeza do conduto e observação cuidadosa da membrana timpânica.

Colocação dos Eletrodos
A pele onde os eletrodos serão fixados deverá ser limpa para a retirada da oleosidade e cremes que dificultam a captação da resposta elétrica. Esta limpeza pode ser feita com gaze com pasta abrasiva, álcool ou solução álcool-éter. Após a limpeza da pele, os eletrodos de superfície são colocados. Podem-se utilizar eletrodos não descartáveis (tipo disco) juntamente com pasta eletrolítica ou eletrodos descartáveis utilizados nos exames de eletroencefalografia ou eletrocardiografia, que já contém um gel eletrolítico. Algumas vezes, é necessário acrescentar um pouco mais de gel utilizado em ultrassonografia para melhorar a condutibilidade destes eletrodos. A impedância dos eletrodos deve ser inferior a 5 kOhms e não pode haver diferença superior a 2 kOhms entre eles.

Montagem dos Eletrodos
Derivação Ipsilateral com 1 Canal
O eletrodo positivo é colocado na fronte junto à raiz do cabelo, o eletrodo negativo, no lóbulo da orelha ou mastoide ipsilateral, e o eletrodo terra, no lóbulo de orelha ou na mastoide contralateral. Recomendamos a colocação nos lóbulos da orelha por apresentarem menor quantidade de artefatos, pela distância da fonte muscular geradora de artefatos (Fig. 1-1).

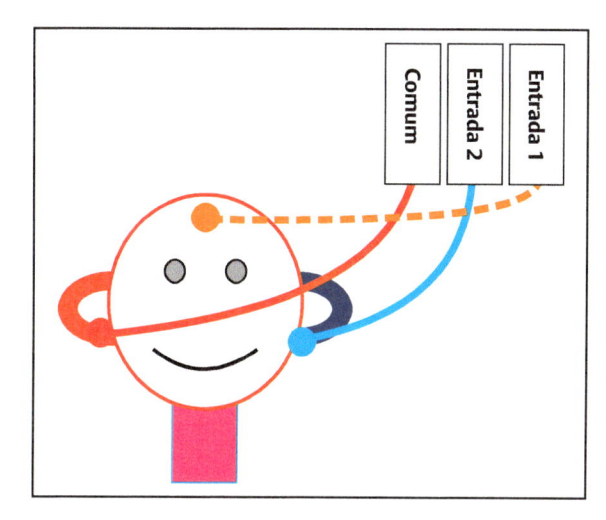

Fig. 1-1. Montagem dos eletrodos em um sistema com 1 canal de registro.
Vermelho: lóbulo da orelha ou mastoide direita (referência ou invertido).
Azul: lóbulo da orelha ou mastoide esquerda (referência ou invertido).
Laranja: vértex (ativo ou não invertido).

Derivação com 2 Canais (Ipso e Contralateral)

Quando utilizados 2 canais para registro, o eletrodo positivo dos 2 canais é colocado na frente junto à raiz do cabelo. O eletrodo negativo do primeiro canal deve ser colocado no lóbulo de orelha ipsilateral ou na mastoide; o eletrodo negativo do segundo canal deve ser colocado no lóbulo de orelha contralateral ou na mastoide; o eletrodo terra, cerca de 1 cm abaixo ou lateralmente ao eletrodo positivo, na testa (Fig. 1-2).

Estimulação

A estimulação comumente empregada é por via aérea, utilizando fone de inserção (ER-3A ou ER-3C) ou do tipo concha (TDH 39 ou 49). O uso do fone de inserção é mais vantajoso, pois evita o colabamento do meato acústico externo, diminui a ressonância e reduz a interferência elétrica, visto que o gerador de estímulos fica afastado do eletrodo de captação de respostas.

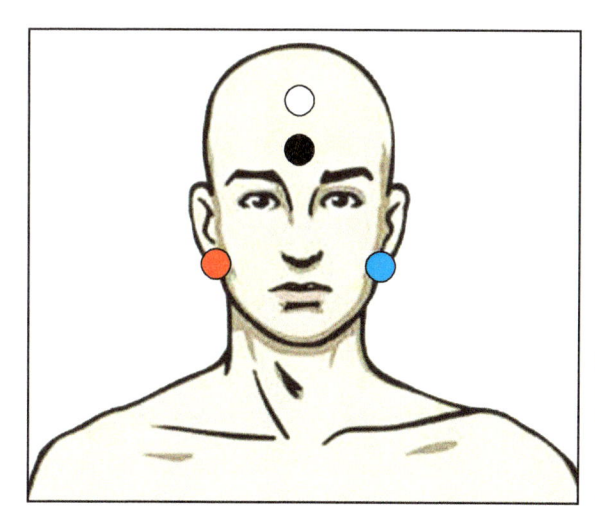

Fig. 1-2. Montagem dos eletrodos em um sistema com 2 canais de registro. Branco: positivo. Vermelho: negativo do primeiro canal. Azul: negativo do segundo canal. Preto: terra. (Adaptada de www.interacoustics.com.)

Há ainda a possibilidade de estimulação por via óssea, empregando um vibrador ósseo, que será utilizado quando se suspeita de perdas condutivas ou quando o paciente não consegue responder adequadamente à audiometria por via óssea.

O clique, som de início e fim abruptos e de curtíssima duração (100 μs), é o estímulo ideal para produzir respostas de curta latência. Nas fortes intensidades, acaba estimulando a cóclea como um todo e, portanto, sem a menor especificidade de frequência, porém com a máxima sincronia das respostas que surgem e desaparecem em poucos milissegundos, permitindo a sua perfeita visualização no registro promediado. No nível de intensidade do limiar, o clique estimula a região entre 2.000 e 4.000 Hz.

Mascaramento

Deve ser utilizado se houver uma diferença interaural na audiometria superior a 30 dBNA em uma ou mais frequências. Emprega-se o tipo ruído branco com intensidade 30 dB abaixo da intensidade do estímulo sonoro aplicado.

Para minimizar interferências elétricas de 60 Hz (rede elétrica padrão), utiliza-se taxa de estímulos por segundo que não seja fração ou múltiplo de 60 ou números divisíveis por 2, 3 e 5.

O EXAME

O exame de PEATE pode ter basicamente duas finalidades: avaliação neurológica e/ou avaliação de limiar eletrofisiológico.

Principais Indicações para Uso dos PEATEs

1. Em casos de suspeita de comprometimento do sistema auditivo, que não puderam ser esclarecidos pelos métodos convencionais; por exemplo:
   - Perda auditiva sensório-neural assimétrica.
   - Discriminação vocal baixa.
   - Zumbido com ou sem perda auditiva, simétrico ou assimétrico.
   - Ausência de reflexo estapediano, não esperado pela audiometria tonal.
   - Tontura não esclarecida por outros métodos.
   - Detecção de limiar em pacientes não colaborativos/simuladores.
2. Pré-implante coclear.
3. Topodiagnóstico neurológico.
4. Monitoramento do uso de drogas ototóxicas.
5. Monitoramento de cirurgias otoneurológicas.
6. Avaliação ou monitoramento de coma.

Para a análise do PEATE levamos em consideração alguns parâmetros (Fig. 1-3):

- Morfologia da resposta: individualização das ondas I, III e V. A amplitude da onda V deve ser maior que da onda I.
- Observação da simetria no traçado de ambas as orelhas de acordo com a perda auditiva.
- Análise da latência absoluta das ondas I, III e V nas orelhas direita e esquerda.
- Intervalos interpicos: I-V, I-III e III-V.
- Diferença interaural de latências bem como dos intervalos interpicos entre orelha direita e esquerda. Esta diferença deve ser menor que 0,3 ms.

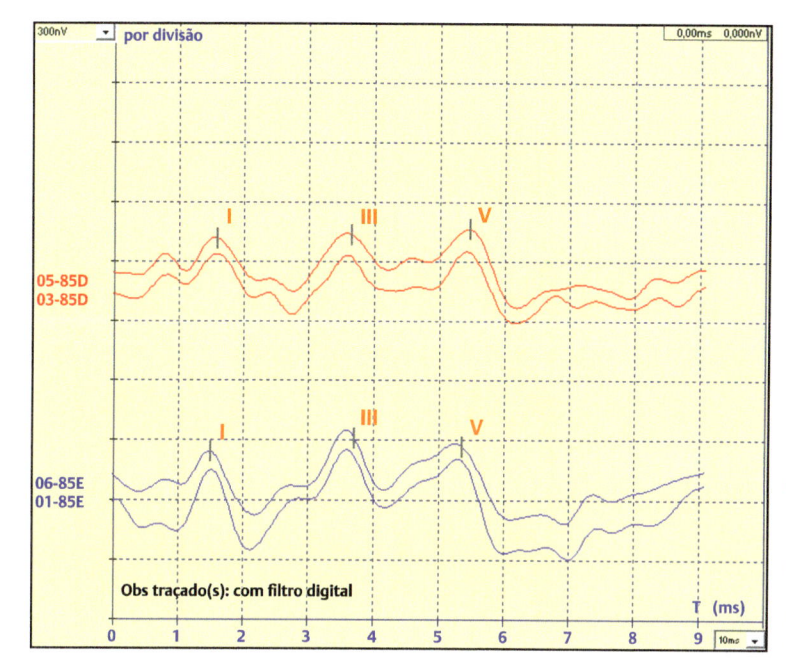

Fig. 1-3. Traçado normal de um PEATE mostrando as principais ondas a serem identificadas, I, III e V, e a sincronia entre os traçados.

Pesquisa de Limiar Eletrofisiológico

No adulto, a pesquisa dos limiares é geralmente utilizada em casos trabalhistas, suspeita de simuladores, alterações psicogênicas ou neuropsiquiátricas. Esta técnica será abordada no capítulo de avaliação dos limiares em crianças.

INTERPRETAÇÃO

Independentemente do tipo de PEATE que será realizado, as ondas que serão analisadas **devem ser replicadas** com os mesmos parâmetros de estímulo.

No PEATE neurológico, recomenda-se replicar pelo menos 2 traçados de cada lado de acordo com os parâmetros sugeridos no Quadro 1-1.

Os itens que devem ser identificados são: replicação de onda, indicando sincronismo neural; e as ondas I, III e V (Fig. 1-4).

Devem ser calculadas as latências das ondas I, III e V, assim como os valores dos intervalos I-III, III-V e I-V, se estiverem dentro ou além dos critérios de referência. Sugerimos também a comparação interaural dos intervalos I-III, I-V e III-V.

Quando não há presença de onda I bem definida e consequentemente não se calcula o intervalo I-V, a comparação interaural deve ser da latência absoluta da onda V. Nestes casos, não é possível diferenciar entre perda condutiva ou alteração retrococlear usando apenas esse teste.

A amplitude da onda V deve ser maior que da onda I em adultos e crianças após os 2 anos de idade. Uma amplitude baixa da onda V pode ser indicativa de comprometimento retrococlear.

Como identificar um exame de qualidade (Fig. 1-4):

- 2 aquisições em 80 ou 90 dBNA em ambas as orelhas.

- Ondas nítidas e replicáveis, sem contaminação por artefatos.
- Cada aquisição com no mínimo 2.000 estímulos.
- Marcação das ondas com latências adequadas.
- Se a diferença interaural na audiometria > 30 dB, foi usado mascaramento.
- Respostas ausentes em 90 dBNA devem ser confirmadas com cliques rarefeitos e condensados (ao menos um traçado de cada) para afastar a possibilidade de dessincronia auditiva.

Quadro 1-1. Sugestão de Parâmetros a Serem Utilizados em Exames de Neurodiagnóstico

Parâmetros utilizados para neurodiagnóstico	
Estímulo	Cliques com duração de 100 μs
Taxa de apresentação	11,3 a 27,7 estímulos/segundo
Polaridade	Alternada, rarefeita ou condensada
Intensidade	80-90 dBNA
Número de estímulos	1.000-2.000
Filtro passa-alta	30-100 Hz
Filtro passa-baixa	1.000-3.000 Hz
Rejeição de artefatos	< 0,1 μV ou >10 μV
Ganho	100.000

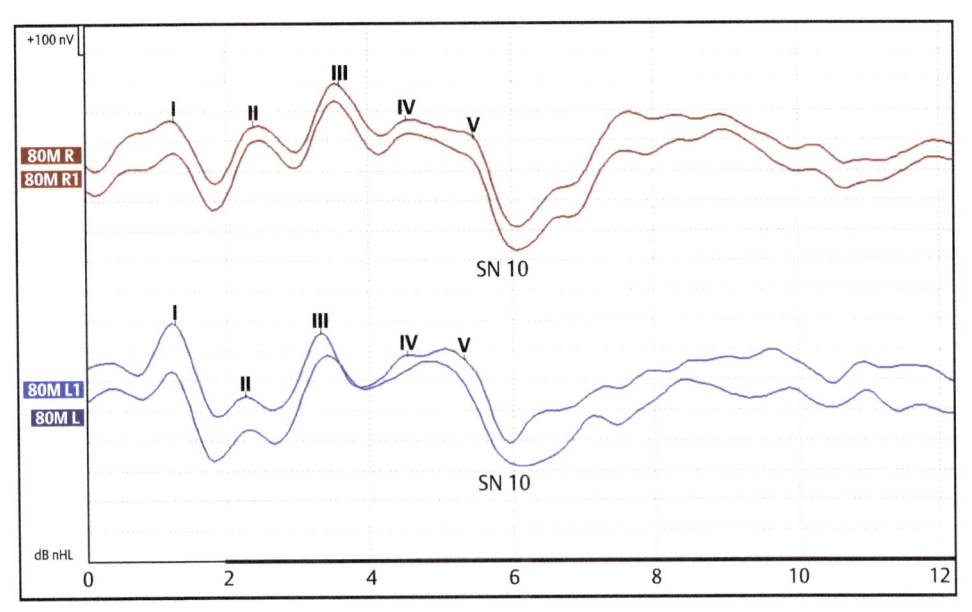

Fig. 1-4. Registro dos potenciais evocados auditivos do nervo coclear e de tronco encefálico mostrando as cinco ondas identificáveis. Sítios geradores: onda I – cóclea e porção distal do nervo auditivo; onda II – porção proximal do nervo auditivo; onda III – núcleos cocleares; onda IV/V: lemnisco lateral superior e o grande potencial negativo que segue a onda V, denominado *slow negative* 10 (SN10) na despolarização do colículo inferior.

Principais Achados
Comprometimento Retrococlear (Fig. 1-5)
- Aumento dos intervalos I-III, I-V ou III-V.
- Presença das ondas I, II e/ou III com ausência de onda V.
- Comparação interaural do intervalo I-V maior que 0,3 ms.
- Comparação interaural da onda V maior que 0,3 ms, somente quando não é possível a comparação dos intervalos I-V, também é sinal de alteração retrococlear no lado com maior latência. Sempre correlacionar com a audiometria, imitanciometria e otoscopia para afastar perda condutiva.

A estimulação deve ser realizada em ambas as orelhas separadamente, com a mesma intensidade do teste padrão (21/s). Em casos de suspeita de comprometimento retrococlear podemos sensibilizar o exame utilizando taxas de estimulação mais rápidas. O aumento da velocidade da taxa de apresentação dificulta a sincronia na formação das ondas. A estimulação rápida com 71 estímulos por segundo pode ser vantajosa. É esperado aumento de latência da onda V em até 0,5 ms. Aumento maior que isso ou ausência de onda V deve ser considerado sinal de disfunção retrococlear.

Quando não se identificam ondas do lado estimulado na maior intensidade (90 ou 95 dBNA), ou seja, não há replicação de onda aos cliques rarefeitos e condensados, devemos concluir que: **não foi possível avaliar ou afastar comprometimento retrococlear, em decorrência da ausência de respostas.**

Em pacientes idosos com a sincronização da via já menos eficaz, uma estratégia seria reduzir a taxa de estimulação para 11,3 cliques por segundo. Essa medida pode mostrar ondas replicáveis, que não foram identificadas com segurança no teste habitual (Fig. 1-6).

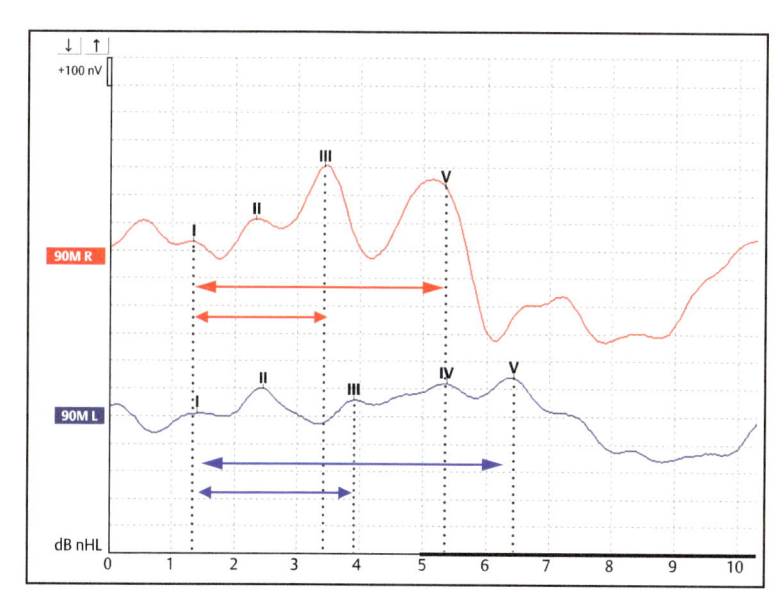

Fig. 1-5. Exemplo de PEATE em um caso de schwannoma vestibular à esquerda. Note o atraso na latência absoluta das ondas III e V no lado esquerdo com consequente aumento dos intervalos interpicos I-III e I-V e, até mesmo, do III-V deste lado.

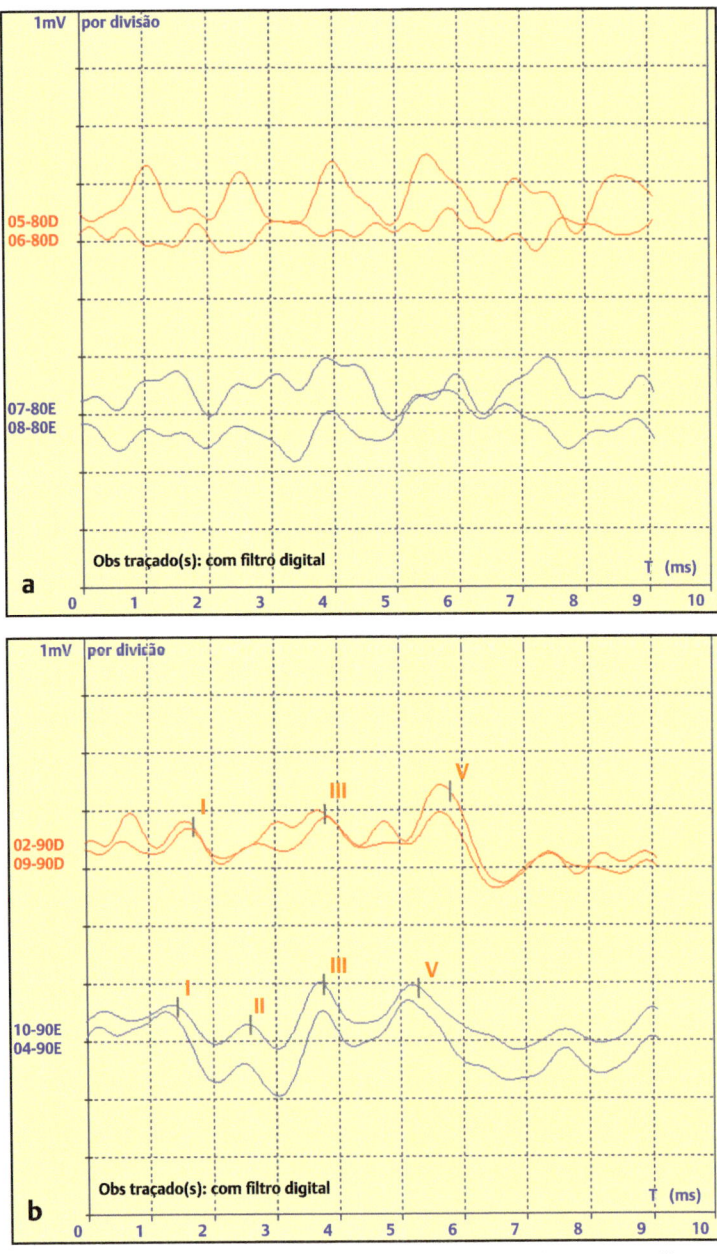

Fig. 1-6. Exame de paciente idoso, com perda auditiva condutiva em orelha direita. (**a**) Os traçados foram realizados com taxa de estimulação de 27,7 cliques por segundo. Note que nenhuma onda pode ser identificada.
(**b**) Foi utilizada taxa de estimulação de 11,3 cliques por segundo. Neste exame, podemos identificar as ondas I, III e V bilateralmente, apesar de uma morfologia mais pobre. Também percebemos que há um leve atraso na latência das ondas I, III e V, na orelha direita, em decorrência da alteração de condução deste lado.

Alterações Cocleares

- Aumento discreto da latência da onda I, porém em III e V estão mantidos, por vezes, intervalos interpicos encurtados.
- Em casos em que ocorre perda auditiva importante nas frequências agudas, podemos encontrar ausência de onda I e/ou até de todas as demais.
- Diferença interaural da latência do intervalo interpico I-V < 0,3 ms.
- Morfologia normal (diferente da perda auditiva condutiva na qual a morfologia pode estar comprometida).
- **Sinais de recrutamento eletrofisiológico:** curva muito nítida próximo ao limiar. Alterações bruscas da morfologia, notadamente redução da amplitude das ondas com pequenas variações nas intensidades do estímulo.

As alterações condutivas são mais frequentes na infância e serão descritas em detalhe no capítulo de PEATE infantil (Fig. 1-7).

Em casos excepcionais, pode ser indicada a pesquisa de limiar eletrofisiológico. Identifica-se a menor intensidade em que encontramos onda V replicável. Diferente das crianças, a pesquisa de limiar em adultos pode ser mais difícil e demorada, principalmente em pacientes psiquiátricos, não colaborativos ou, ainda, em idosos com perdas auditivas (p. ex., demência). O uso do estímulo Chirp pode ser vantajoso nestes casos (ver Capítulo 3).

Na avaliação de pacientes simuladores, o examinador deve estar atento às estratégias para atrapalhar o exame, por exemplo, mastigar/travar a mordida, piscar os olhos, entre outros. Pode ser necessário o uso de sedativos (p. ex., benzodiazepínicos) em situações excepcionais.

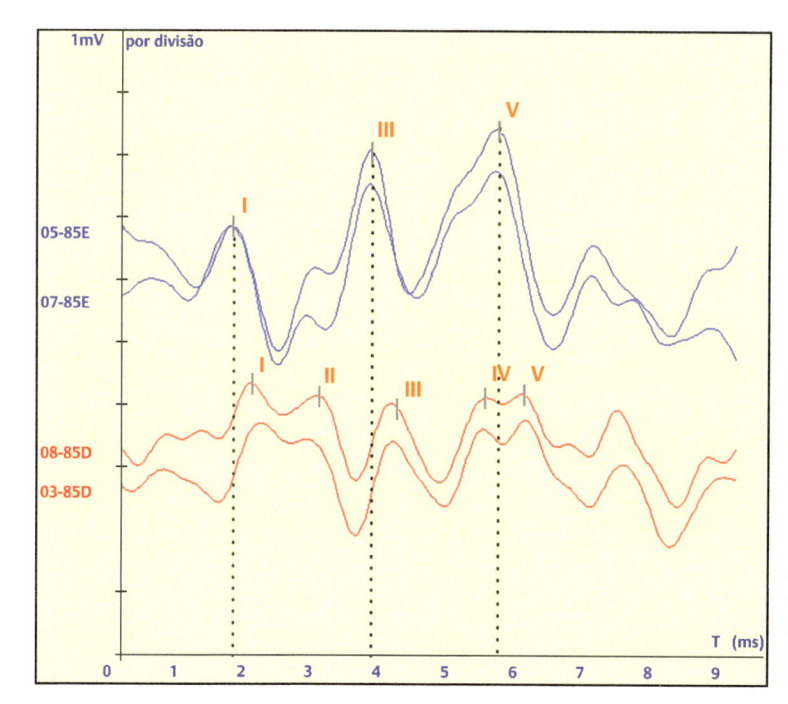

Fig. 1-7. Exemplo de PEATE em um caso de perda condutiva em orelha direita. Note o atraso proporcional "em bloco" na latência absoluta das ondas I, III e V com manutenção dos intervalos interpicos I-III, I-V e III-V.

BIBLIOGRAFIA

Chiappa KH. Brain stem auditory evoked potentials: Methodology. In: Chiappa KH, editor. Evoked potentials in clinical medicine. 3rd ed. New York, NY: Raven Press; 1997. p. 157-97.

Hall JW. New handbook for auditory evoked responses. Pearson Allyn & Bacon; 2007.

Hood L. Clinical applications of the auditory brainstem response. Singular Publishing Group; 1998.

Legatt AD, Electrophysiology of cranial nerve testing: auditory nerve. J Clin Neurophysiol 2018;35(1):25-38.

Legatt AD. Brainstem auditory evoked potentials: methodology, interpretation, and clinical application. In: Aminoff MJ. Aminoff's electrodiagnosis in clinical neurology. 6th ed. Elsevier Sauders; 2012. p. 519-54.

Picton TW. Human auditory evoked potentials. San Diego, CA: Plural Publishing; 2011.

Sousa LCA, Piza MTP, Alvarenga KF, Cóser PL. Eletrofisiologia da audição e emissões otoacústicas: Princípios e aplicações clínica. São Paulo: BookToy; 2016.

PEATE EM CRIANÇAS

CAPÍTULO 2

Paula Lourençato
Signe Grasel
Roberto Beck

A avaliação auditiva dos recém-nascidos, mesmo prematuros, já pode ser feita com exame de Potencial Evocado Auditivo de Tronco Encefálico (PEATE). O primeiro contato é, geralmente, com o PEATE automático (PEATEa) que é uma das ferramentas utilizadas na triagem auditiva neonatal.

Após a triagem auditiva, o PEATE é usado como método diagnóstico na investigação das perdas auditivas na infância com a grande vantagem de identificar o provável sítio da lesão no sistema auditivo, ou seja, se a perda se origina na orelha externa ou média, orelha interna ou na via auditiva (topodiagnóstico da perda auditiva). É usado, ainda, para investigação de atraso e distúrbios na aquisição da fala e linguagem, autismo e doença do Espectro da Neuropatia Auditiva, pois avalia a sincronia da via auditiva em resposta ao som.

PEATE AUTOMÁTICO

Nas maternidades, o PEATE automático (PEATEa) é o teste indicado em recém-nascidos **com fator de risco para perda auditiva** (JOINT, 2017; COMUSA, 2010), quando houve falha no teste com emissões otoacústicas ou quando os recém-nascidos permanecem em UTI neonatal durante, pelo menos, 5 dias. O PEATEa, como toda ferramenta de triagem, é um teste rápido e qualitativo. Deve ser realizado com a criança calma ou dormindo. Costuma-se usar eletrodos descartáveis, autoadesivos, colocados na fronte e nos lóbulos das orelhas ou mastoide. O estímulo de banda larga (clique ou Chirp) é oferecido com fone de inserção ou casco em uma única intensidade, geralmente 35 dBNA, e o próprio equipamento detecta a presença ou não de onda V. Quando detecta a onda V, a orelha testada passou no teste. Cada orelha é estimulada e avaliada separadamente (Fig. 2-1).

PEATE DIAGNÓSTICO

Independente da idade da criança, é recomendável conversar com os pais sobre o motivo do exame. A anamnese completa deve incluir dados da gestação para esclarecer se há possíveis fatores de risco para perda auditiva, comorbidades ou síndromes e internações prévias (p. ex., meningite bacteriana) e avaliar exames previamente realizados. É de fundamental importância checar a "Caderneta da Criança" ou o relatório de alta da maternidade/UTI neonatal com os dados da triagem auditiva neonatal.

Antes de iniciar o exame, deve ser feita otoscopia, remoção de cerúmen, vérnix caseoso ou secreção, e inspeção cuidadosa da membrana timpânica. Esse procedimento

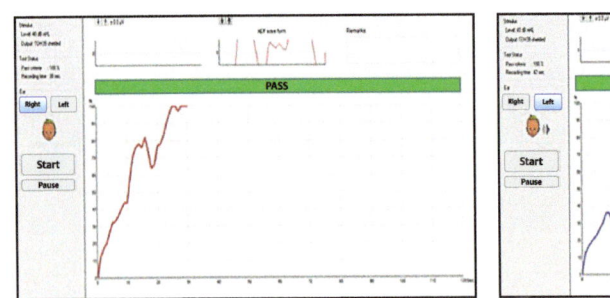

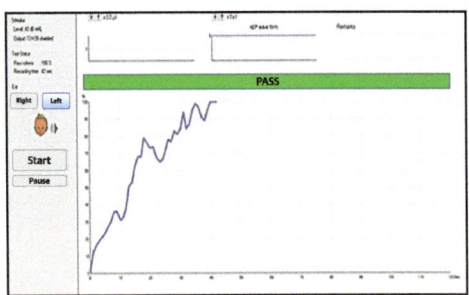

Fig. 2-1. Exame de PEATE automático em recém-nascido com resultado positivo em ambas as orelhas. Teste realizado em 35 dBNA com duração aproximada de 40 segundos em cada orelha.

ajuda sobremaneira a planejar os passos do exame PEATE, por exemplo, se há necessidade de PEATE por via óssea.

É recomendado um ambiente calmo e que a criança esteja dormindo em sono natural ou esteja sedada, a fim de diminuir ruído de fundo eletroencefalográfico e o número de artefatos durante a obtenção dos traçados. O neurodiagnóstico é feito com duas aquisições em alta intensidade (80 ou 90 dBHL) com estímulo tipo clique, número de estímulos entre 1.500 e 2.000 e taxa de estímulos de 11 a 27/segundo. Caso haja diferença de limiar maior que 30 dB entre as orelhas, deve-se utilizar o mascaramento. O limiar eletrofisiológico é obtido na menor intensidade na qual aparece onda V replicável (valor normal é de 20 dBNA). O limiar em 30 dBNA pode ser considerado aceitável em recém-nascidos e lactentes até 3 meses. Em caso de limiar eletrofisiológico igual ou maior que 30 dBNA pela via aérea, é indicada a realização de via óssea (Quadro 2-1).

Quadro 2-1. Parâmetros de Estimulação e Captação de PEATE-Clique

Número de canais	1 ou 2
Configuração de eletrodos	Positivo (não invertido) – fronte alta ou vértex Negativo (invertido) – lóbulo da orelha testada Terra – fronte baixa/lóbulo da orelha contralateral
Filtros	100 a 3.000 Hz 30 a 1.500 Hz (recém-nascidos)
Janela de análise	10 ms em intensidade de 80 ou 90 dBNA ≥ 16 ms no limiar
Número de estímulos	≥ 2.000/traçado
Tipo de fone	Inserção ER-3A/casco TDH na agenesia de conduto auditivo externo
Tipo de estímulo	Clique
Polaridade	Rarefeita ou alternada Na ausência de respostas em 90 dBNA: um traçado com polaridade rarefeita e outro com condensada
Duração do estímulo	100 microssegundos
Taxa de repetição	11 a 44/segundo
Intensidade de início	80 ou 90 dBNA

Para o neurodiagnóstico, devemos analisar a reprodutibilidade das ondas, morfologia, latências absolutas das ondas I, III e V e dos intervalos interpicos (I-III, I-V e III-V) em alta intensidade. Até 2 anos de idade, pode-se observar onda I maior que a onda V, pois a via auditiva não está completamente madura. Após 3 anos de idade, esse achado não deve ser considerado normal. As latências e intervalos interpicos podem ser mais elevados até os dois anos de idade, e, por esse motivo, usamos a curva de latência/intensidade para essa avaliação (Fig. 2-2). Após os 2 anos, as latências são as mesmas dos adultos.

Principais achados:

- *Exame normal:* latências das ondas, intervalos interpicos e limiar encontram-se dentro da normalidade (20 dBNA) (Fig. 2-3).
- *Disfunção retrococlear:* há um aumento da onda V ou das ondas III e V, bem como dos intervalos I-V, I-III e/ou III-V com limiar normal ou elevado (Fig. 2-4).
- *Perda auditiva neurossensorial:* a onda I pode ter morfologia pobre ou latência discretamente aumentada (latências das ondas III e V costumam ser normais). Limiar eletrofisiológico elevado por via aérea e via óssea (acoplado) (Fig. 2-5).

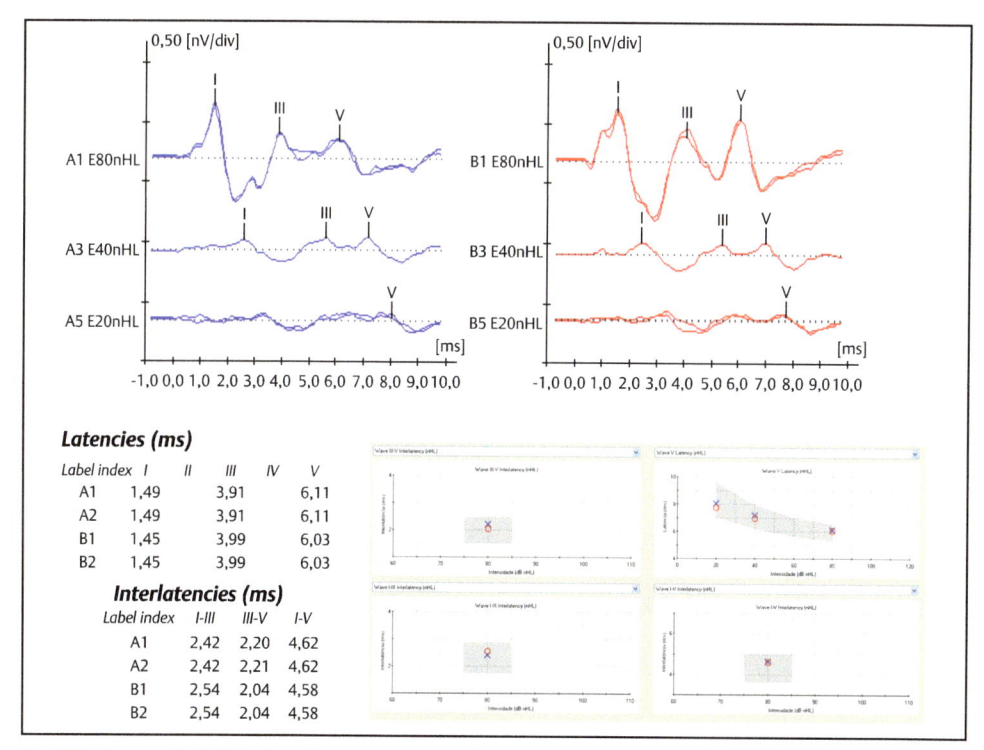

Fig. 2-2. Exame de PEATE diagnóstico em criança de 1 ano e 1 mês. Na tabela de latências e intervalos interpicos, nota-se valores aumentados se considerada a normalidade para adultos. No entanto, ao se utilizar as curvas de latência × intensidade, observamos latências e intervalos interpicos preservados para a faixa etária. Obtidos 2 traçados em alta intensidade (80 dBNA) e replicação do limiar eletrofisiológico normal (20 dBNA).

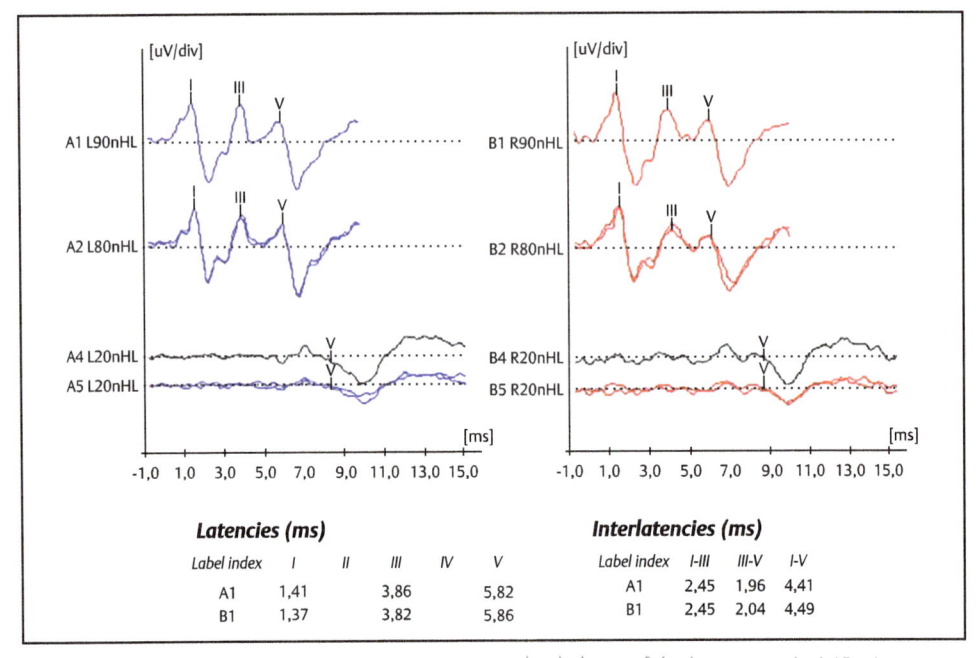

Latencies (ms)					
Label index	I	II	III	IV	V
A1	1,41		3,86		5,82
B1	1,37		3,82		5,86

Interlatencies (ms)			
Label index	I-III	III-V	I-V
A1	2,45	1,96	4,41
B1	2,45	2,04	4,49

Fig. 2-3. Exame de PEATE normal em criança de 3 anos de idade. Morfologia preservada, latências e intervalos interpicos preservados, com limiar eletrofisiológico em 20 dBNA bilateralmente.

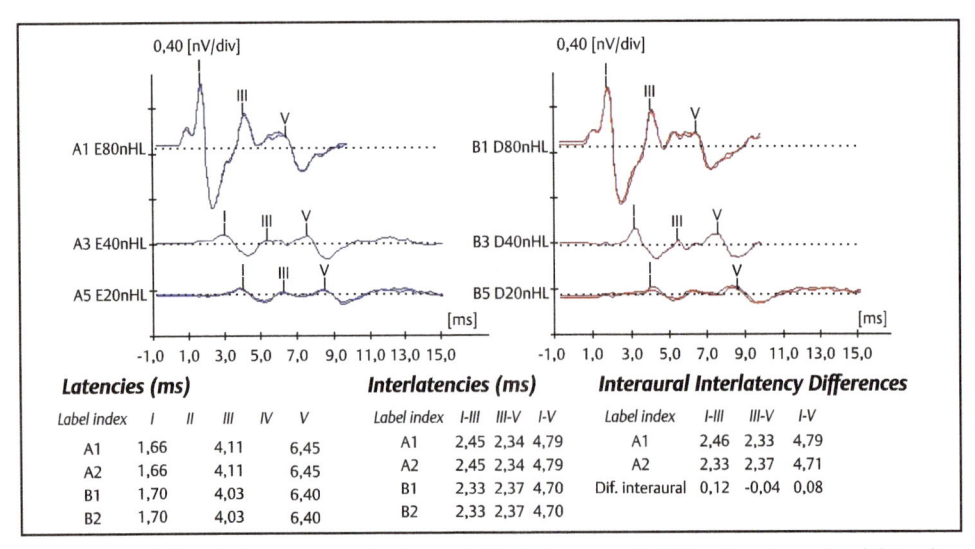

Latencies (ms)					
Label index	I	II	III	IV	V
A1	1,66		4,11		6,45
A2	1,66		4,11		6,45
B1	1,70		4,03		6,40
B2	1,70		4,03		6,40

Interlatencies (ms)			
Label index	I-III	III-V	I-V
A1	2,45	2,34	4,79
A2	2,45	2,34	4,79
B1	2,33	2,37	4,70
B2	2,33	2,37	4,70

Interaural Interlatency Differences			
Label index	I-III	III-V	I-V
A1	2,46	2,33	4,79
A2	2,33	2,37	4,71
Dif. interaural	0,12	-0,04	0,08

Fig. 2-4. PEATE diagnóstico de criança de 4 anos de idade. Presença de disfunção retrococlear bilateral notada pelo aumento da latência da onda V, assim como do intervalo I-V bilateralmente. Note também amplitude da onda I maior que a onda V. Limiar eletrofisiológico em 20 dBNA em ambas as orelhas.

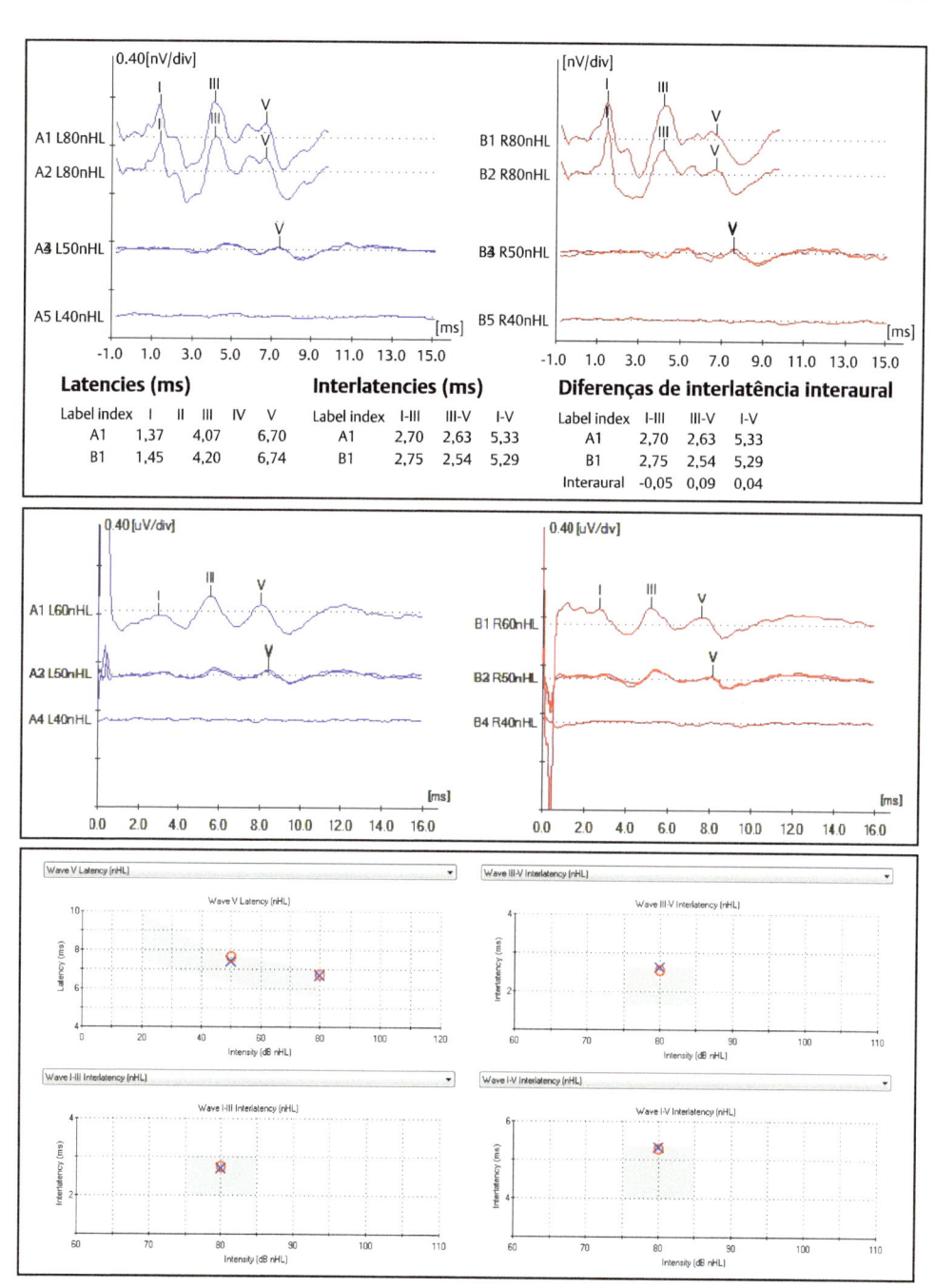

Fig. 2-5. PEATE em criança de 4 meses de idade com perda auditiva neurossensorial bilateral. Resposta com morfologia satisfatória em 80 dBNA bilateralmente. Latências e intervalos interpicos dentro da normalidade em ambas as orelhas para a faixa etária (veja curva latência/intensidade). Limiar eletrofisiológico em 50 dBNA por via aérea e via óssea define a perda neurossensorial.

- **Perda auditiva neurossensorial severo-profunda:** há ausência de respostas em 90 dBNA aos cliques rarefeitos e condensados por via aérea e ausência de respostas por via óssea na maior intensidade de estimulação (55 ou 60 dBNA) (Fig. 2-6).
- **Perda auditiva condutiva:** a morfologia das ondas é pobre, há aumento das latências de todas as ondas, com os intervalos interpicos preservados, além de limiar eletrofisiológico aumentado por via aérea e normal por via óssea (*gap* aero-ósseo) (Fig. 2-7).
- **Dessincronia neural:** há ausência de resposta neural ou respostas muito pobres (apenas onda V replicável, apenas onda I replicável) em 90 dBNA aos cliques rarefeitos e condensados, ausência de respostas na via óssea e possível microfonismo coclear (Fig. 2-8). Neste caso, é necessária a complementação do exame com emissões otoacústicas e eletrococleografia.

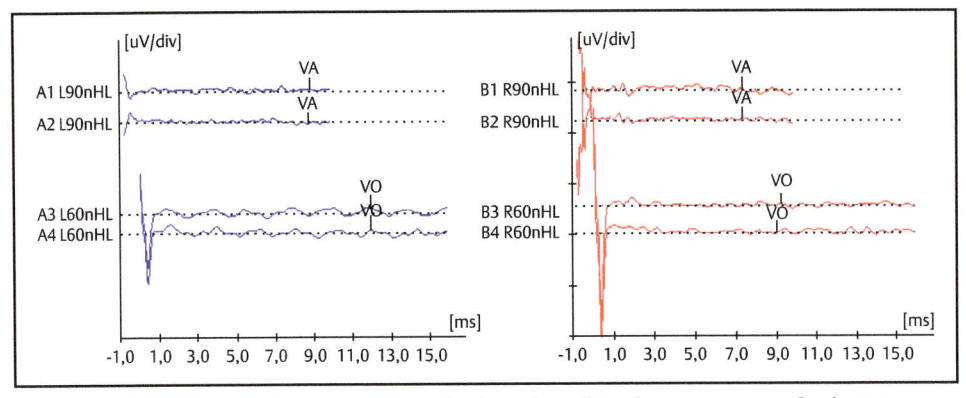

Fig. 2-6. PEATE de criança de 9 meses com suspeita de perda auditiva de grau severo-profundo. Acima, ausência de respostas replicáveis aos cliques rarefeitos e condensados em 90 dBNA por via aérea bilateralmente. Abaixo, ausência de respostas por via óssea em 60 dBNA em ambas as orelhas.

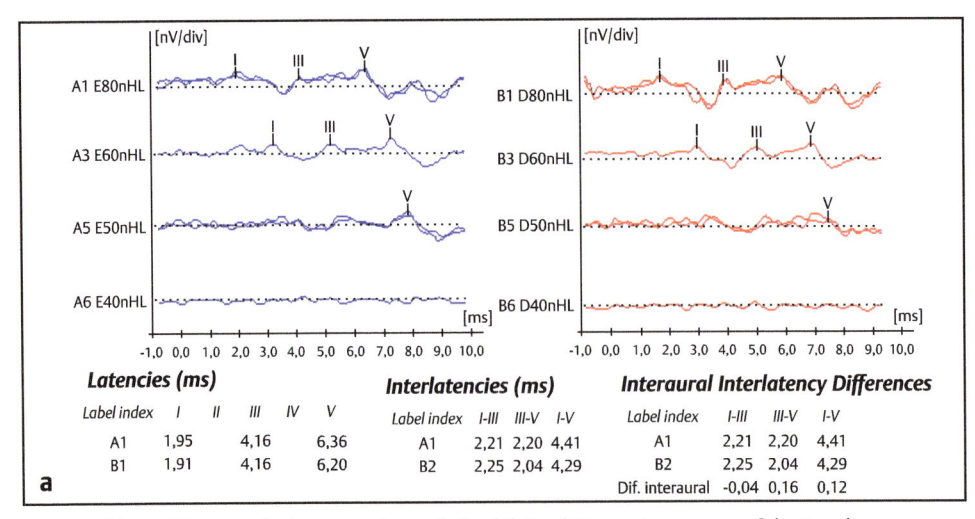

Latencies (ms)

Label index	I	II	III	IV	V
A1	1,95		4,16		6,36
B1	1,91		4,16		6,20

Interlatencies (ms)

Label index	I-III	III-V	I-V
A1	2,21	2,20	4,41
B2	2,25	2,04	4,29

Interaural Interlatency Differences

Label index	I-III	III-V	I-V
A1	2,21	2,20	4,41
B2	2,25	2,04	4,29
Dif. interaural	-0,04	0,16	0,12

Fig. 2-7. (a) PEATE compatível com perda condutiva bilateral. Respostas com morfologia pobre e aumento de todas as latências com intervalos interpicos preservados. Limiar eletrofisiológico em 50 dBNA por via aérea bilateralmente. *(Continua.)*

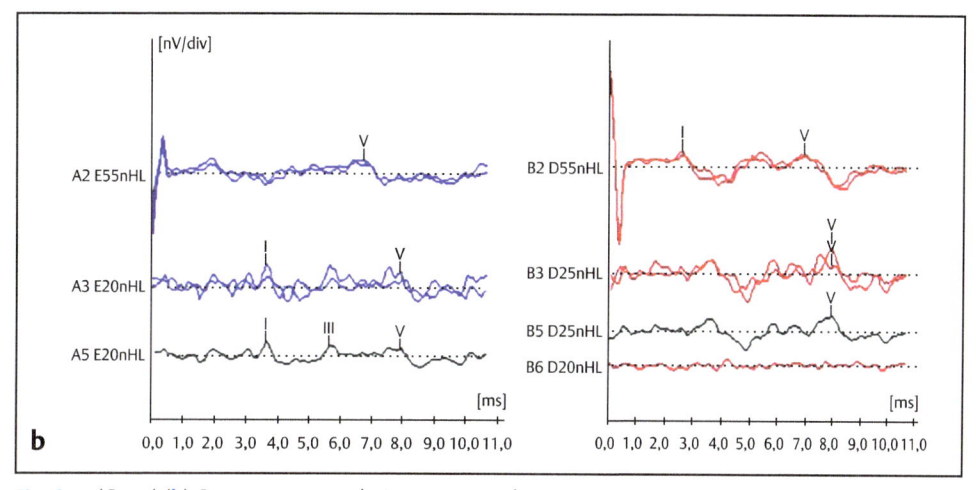

Fig. 2-7. (Cont.) (**b**) Componente condutivo comprovado com respostas por via óssea em 20 dBNA à esquerda e 25 dBNA à direita.

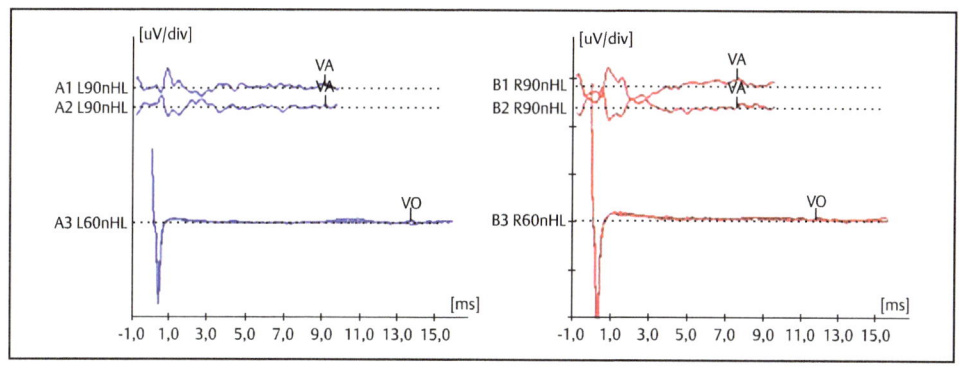

Fig. 2-8. Possível dessicronia neural bilateral ao PEATE. Por volta de 0,5ms nota-se deflexão positiva no primeiro traçado (clique rarefeito) e deflexão negativa no segundo traçado (clique condensado) em ambas as orelhas. Essa "imagem em espelho" pode ser possível microfonismo coclear bilateral. Reparem na ausência de respostas neurais por via aérea e também por via óssea (traçados embaixo na intensidade de 60 dBNA). Microfonismo coclear deve ser melhor estudado por eletrococleografia.

PREPARO DO LAUDO

No laudo em formulário timbrado do serviço executante devem constar os dados do paciente (nome completo, data de nascimento e/ou idade, gênero, número de registro/RG), além de data do exame e nome do solicitante.

Devem estar descritos qual exame foi realizado e os parâmetros mais importantes, como equipamento, tipo de estímulo utilizado, polaridade e taxa de estimulação, janela de análise, frequências testadas, mascaramento, entre outros. Convêm identificar se o equipamento é calibrado em dBNA ou dBNPS.

A seguir vem a descrição dos achados referente à morfologia das ondas, latências, intervalos interpicos e limiar, separada por orelha testada. Se os achados são simétricos

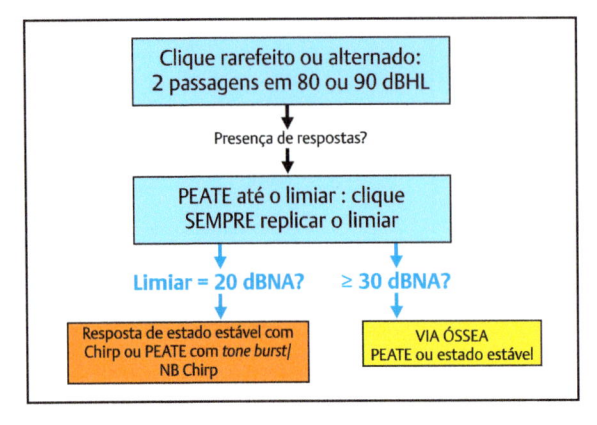

Fig. 2-9. Proposta de algoritmo para avaliação na criança.

entre as orelhas, a descrição conjunta dos achados é uma possibilidade. Ao final segue a conclusão que resume e interpreta os achados mais importantes, seguida da identificação dos examinadores com carimbo e/ou número de conselho.

Todo cuidado é pouco na elaboração do laudo. É boa prática de fazer a dupla leitura (pelo menos dois examinadores) para eliminar falhas ou erros. Frases como "sugerimos novo exame.../recomendamos adaptação de aparelhos etc." podem interferir na conduta do médico solicitante e devem ser evitadas.

Por fim, o exame só deve ser entregue à família do paciente após a avaliação completa de ambas as orelhas. Exames com avaliação incompleta ou apenas de uma orelha não devem ser entregues ao paciente. Eventualmente, várias sessões podem ser necessárias. A pesquisa do limiar deve ser complementada com avaliação de frequência específica. Devem ser pesquisadas as frequências de 500, 1.000, 2.000 e 4.000 Hz, bilateralmente. A escolha do método depende do examinador (respostas auditivas de estado estável, CE-Chirp®LS, *tone burst*).

Preparamos um algoritmo de avaliação da criança como proposta de boas práticas e exame completo (Fig. 2-9).

BIBLIOGRAFIA

Grasel SS, Ramos HF, Beck RMO, Almeida ER. Evaluation of hearing loss in childhood. In: Sih T, Chinski A, Eavey R, editors. IX IAPO manual pediatric otorhinolaryngology. São Paulo: Vida & Consciência; 2010. p. 243-62

Hall, J. Handbook of otoacoustic emissions. New York: Singular Publishing Group Thomson Learning; 2000.

Harrison M, Roush J. Age of suspicion, identification and intervention for infants and young children with hearing loss: a national study. Ear Hear 1996;17:55-62.

Holden-Pitt L, Diaz J. Thirty years of the annual survey of deaf and hard of hearing children and youth: a glance over the decades. Am Ann Deaf 1998;143:72-6.

Joint Committee on Infant Hearing Year 2007 position statement: principles and guidelines for early hearing detection and intervention programs. Pediatrics 2007;120:898-921.

Lewis DR, Marone SAM, Mendes BCA, Cruz OLM, Nóbrega MD. Comitê multiprofissional em saúde auditiva: COMUSA. Brazilian Journal of Otorhinolaryngology. 2010;76:121-8.

U.S. Preventive Services Task Force. Universal screening for hearing loss in newborns: U.S. Preventive Services Task Force Recommendation Statement. Pediatrics 2008;122:143-8.

Yoshinaga-Itano C. Early intervention after universal neonatal hearing screening: impact on outcomes. Mental Retard Dev Disabil Res Rev 2003;9:252-66.

CHIRP

CAPÍTULO 3

Roberto Beck

O estímulo Chirp vem sendo estudado desde 2000. Trata-se de estímulo de curta duração que visa compensar a dispersão mecânica e temporal da membrana basilar da cóclea (onda viajante de Von Békesy) e, consequentemente, melhorar a sincronização e aumentar a amplitude dos potenciais obtidos. Já foram desenhados alguns tipos de estímulos Chirp. Atualmente, o utilizado é o Level-specific Chirp (CE-Chirp®LS) com desenho específico para intensidades de estimulação e que proporciona, além de maior amplitude, uma melhor definição das ondas I, III e V (Fig. 3-1). O uso do CE-Chirp®LS, portanto, possibilita a identificação de latências e intervalos interpicos.

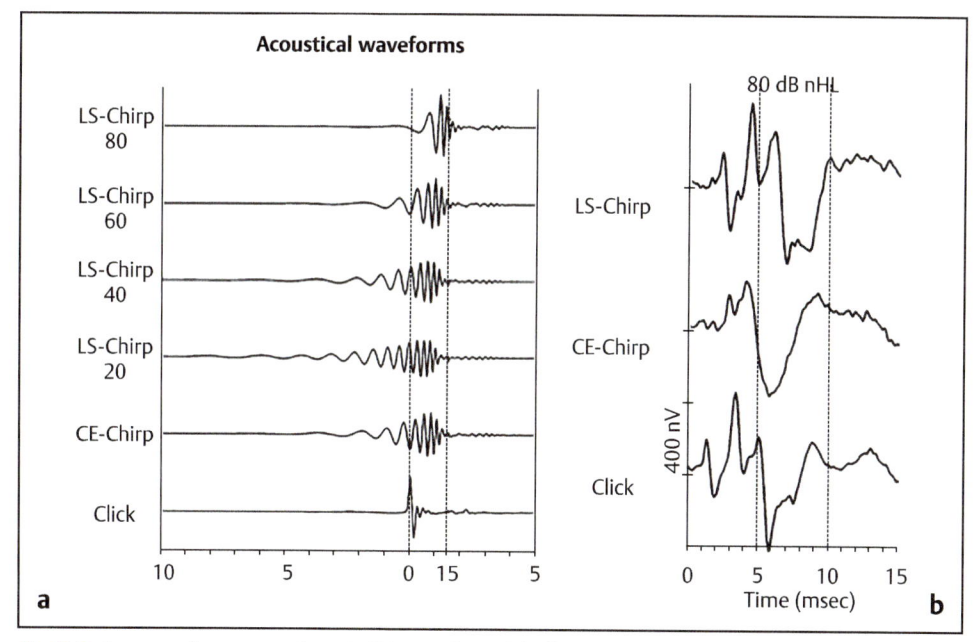

Fig. 3-1. Comparação entre os tipos de Chirps e clique. (**a**) Observamos os diferentes desenhos de estímulo para o CE-Chirp®LS em diferentes intensidades. Embaixo, o CE-Chirp e o clique que não variam conforme a intensidade. (**b**) Notamos o traçado produzido com CE-Chirp®LS, que possibilita a visualização das ondas I, III e V, e também uma boa amplitude da onda V. O traçado do CE-Chirp, apesar da boa amplitude da onda V, não tem as ondas I e III bem identificadas. Ao clique, ondas I, III e V bem visíveis em 80 dBNA. (Extraída de Kristensen e Elberling, 2012.)

Existem poucos trabalhos na literatura visando normatizar as latências e intervalos interpicos do CE-Chirp®LS. Cargnelutti *et al.*, (2017) estudaram 30 indivíduos (n = 60 orelhas) normouvintes para análise das latências das ondas I, III e V e dos intervalos I-III, I-V e III-V (Fig. 3-2). Há necessidade de mais estudos em diversos tipos de perda auditiva e patologias e com maior número de participantes para avaliar se o CE-Chirp®LS pode, no futuro, substituir o clique como estímulo para o neurodiagnóstico.

Como as respostas apresentam uma boa amplitude da onda V, pode ser uma boa opção também na pesquisa de limiar por via óssea (Fig. 3-3).

INDICAÇÕES
- Pesquisa de limiar eletrofisiológico por via aérea e via óssea.
- Como complemento ao exame com clique:
  - Onda V de pequena amplitude ao clique.
  - Limiar subestimado ao clique.
  - Incompatibilidade entre limiar ao clique e avaliação com estado estável (Quadro 3-1).

Table 1 Descriptive statistics for the absolute latencies of waves I, III and V of ABR with Click and LS CE-Chirp® stimuli, at 85 dBnHL in normal hearing adults (n = 60).

Variables	Stimuli		p-Value
	Click	LS CE-Chirp®	
Wave I	1.29 (±0.09)	1.29 (±0.13)	0.921
Wave III	3.42 (±1.15)	3.42 (±0.18)	0.978
Wave V	5.27 (±0.18)	5.27 (±0.24)	0.885

ABR, auditory brainstem response; dBnHL, decibel for normal hearing level.

Table 2 Descriptive statistics for 1-111, III-V and I-V interpeak latencies of ABR between Click and L5 CE-Chirp® stimuli at 85 dBnHL in normal hearing adults (n = 60).

Variables	Stimuli	
	Click Mean (SD)	LS CE-Chirp® Mean (50)
I-III	2.13 (±0.14)	2.13 (±0.14)
III-V	1.85 (±1.85)	1.77 (±1.22)
I-V	3.98 (±0.21)	3.90 (±0.25)

ABR, auditory brainstem response; dBnHL, decibel for normal hearing Level; SD, standard deviation.

Fig. 3-2. Resultados de estudo de Cargnelutti *et al.*, 2016, comparando latências e intervalos interpicos aos cliques e com CE-Chirp®LS em 60 adultos normouvintes.

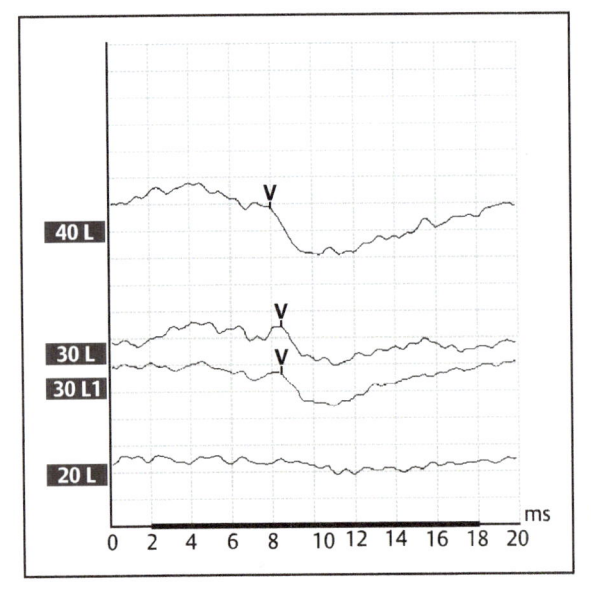

Fig. 3-3. Potencial evocado por via óssea com estímulo CE-Chirp®LS com resposta em 30 dBNA.

Quadro 3-1. Parâmetros de Exame

Número de canais	2
Configuração de eletrodos	Positivo (não invertido) – fronte alta ou vértex Negativo (invertido) – lóbulo da orelha testada Terra – fronte baixa/lóbulo da orelha contralateral
Filtros	Low: 1.500 Hz; High: 33 Hz/6 oct
Janela de análise	≥ 16 ms
Número de estímulos	≥ 2.000/traçado
Tipo de fone	Inserção ER-3A/casco TDH na agenesia de conduto auditivo externo
Tipo de estímulo	CE-Chirp®LS ou NB-CE Chirp
Polaridade	Alternada
Taxa de repetição	45,1/segundo
Intensidade de início	80 dBNA

NB-CHIRP

O Narrow-Band CE-Chirp é o Chirp desenvolvido para avaliação de frequência específica. Podem ser avaliadas todas as frequências centrais (500, 1.000, 2.000 e 4.000 Hz) com a mesma característica do CE-Chirp®LS, promovendo também boa amplitude da onda V (Fig. 3-4). A desvantagem seria a necessidade de pesquisar cada frequência de cada vez e um lado por vez, assim como no *tone burst*.

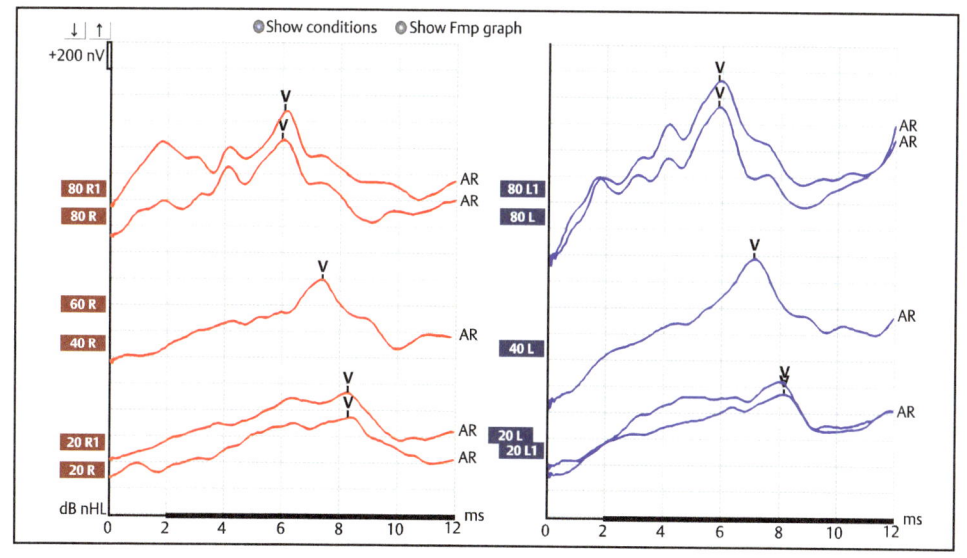

Fig. 3-4. Traçado de NB-CE Chirp em 2.000 Hz com respostas em 20 dBNA bilateralmente. Notar a presença de onda V com boa amplitude no limiar.

CONCLUSÃO
A boa sincronização da via auditiva pelo estímulo Chirp proporciona uma boa amplitude das ondas e facilita a identificação das mesmas. Trata-se, possivelmente, do estímulo do futuro na eletrofisiologia.

BIBLIOGRAFIA
Cargnelutti M, Cóser PL, Biaggio EPV. LS CE-Chirp ® vs. Click in the neuroaudiological diagnosis by ABR. Braz J Otorhinolaryngol 2016.
Dau T, Wegner O, Mellert V, Kollmeier B. Auditory brainstem responses with optimized chirp signals compensating basilar-membrane dispersion. J Acoust Soc Am 2000 Mar;107(3):1530-40.
Kristensen SG, Elberling C. Auditory brainstem responses to level-specific chirps in normal-hearing adults. J Am Acad Audiol 2012 Oct;23(9):712-21.
Mourtzouchos K, Riga M, Cebulla M, Danielides V, Naxakis S. Comparison of click auditory brainstem response and chirp auditory steady-state response thresholds in children. Int J Pediatr Otorhinolaryngol 2018 Sep;112:91-6.
Rodrigues GR, Ramos N, Lewis DR. Int J Pediatr Otorhinolaryngol. 2013 Sep;77(9):1555-60. Epub 2013 Aug 1. Comparing auditory brainstem responses (ABRs) to toneburst and narrow band CE-chirp in young infants.

RESPOSTAS AUDITIVAS DE ESTADO ESTÁVEL

CAPÍTULO 4

Roberto Beck

INTRODUÇÃO

As Respostas Auditivas de Estado Estável (RAEE) permitem a avaliação do limiar eletrofisiológico por frequência específica, estimulando as duas orelhas simultaneamente em várias frequências ao mesmo tempo.

Elas podem ser usadas para estimar limiar auditivo em crianças e recém-nascidos, com correlação significativa com limiar psicoacústico, para confirmação do limiar normal ao PEATE nas principais frequências relacionadas à fala e, ainda, determinar a configuração da perda auditiva, se esse for o caso.

Os resultados são apresentados na forma de um audiograma eletrofisiológico, o que permite ao médico assistente avaliar a configuração da perda auditiva, se houver, e proceder à escolha adequada do tratamento (amplificação, implante coclear ou outros).

Esta técnica de múltiplos estímulos diminui o tempo de exame para avaliação de limiar por frequência específica.

Em decorrência das reconhecidas limitações do limiar obtido com PEATE clique, recomenda-se pedir avaliação por frequência específica em crianças.

INDICAÇÕES CLÍNICAS

> ✓ Avaliação de limiares por frequência específica:
>   • Confirmação de limiar normal.
>   • Limiar elevado ao clique.
>   • Emissões otoacústicas ausentes ou não confiáveis.
> ✓ Avaliação de audição residual na surdez profunda.
> ✓ Avaliação de via óssea por frequência específica (p. ex., indicação de prótese osteointegrada).

Em crianças com limiar eletrofisiológico normal ao PEATE clique (20 dBNA), as RAEE vão detectar o limiar nas frequências centrais entre 500 e 4.000 Hz, e se obtém a curva audiométrica. Limiares normais em todas as frequências predizem, com segurança satisfatória, limiares normais na audiometria tonal. O uso dos fatores de correção do *software* pode ser útil para predizer com maior precisão os limiares tonais (veja a seguir).

Entretanto, podemos ter situações com limiar normal ao PEATE clique em que, na avaliação por RAEE, os limiares não vão estar normais em todas as frequências. Podemos observar curvas ascendentes, descendentes ou do tipo U invertido (Fig. 4-1).

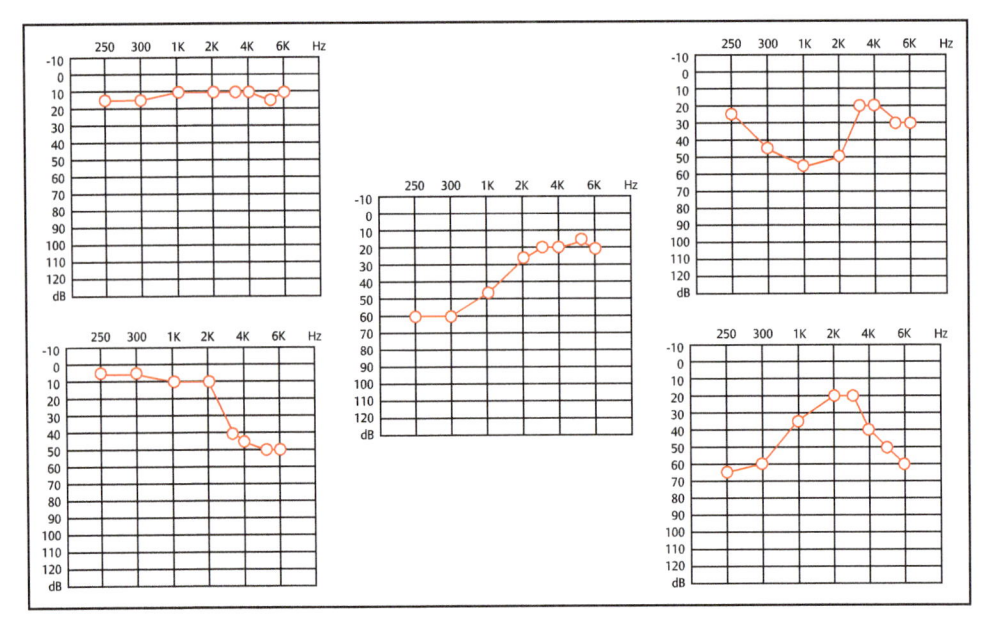

Fig. 4-1. Exemplos de traçados audiométricos que podem cursar com limiar eletrofisiológico normal ao clique.

Apesar de estarem bem indicados tanto na perda neurossensorial quanto condutiva, é importante frisar que os limiares à RAEE por via aérea não definem o tipo de perda auditiva. Para isso será necessário a complementação com RAEE por via óssea, além de outros exames auxiliares, como, por exemplo, a imitanciometria. Na avaliação por via óssea, podem ser avaliadas todas as frequências, um lado de cada vez (Fig. 4-2).

Naqueles pacientes em que foi constatada perda auditiva assimétrica, será necessário também o uso de mascaramento.

Diferentemente dos potenciais evocados auditivos por clique, as RAEE podem fornecer informações em intensidades de até 120 dBNA, permitindo a investigação de audição residual e a diferenciação entre perda auditiva severa e profunda em crianças pequenas candidatas ao implante coclear. Ainda, as RAEE em intensidades elevadas permitem adequada adaptação de próteses auditivas na avaliação pré-implante coclear. A ausência de respostas é indicativa de surdez profunda, consequentemente com resultados pobres à protetização. Deste ponto de vista, as RAEE são uma ferramenta única na avaliação de crianças pequenas antes da cirurgia de implante coclear. Nestes pacientes, em que se faz estimulação em altas intensidades (superior a 90 dBNA), a estimulação deve ser de uma frequência de cada vez, mas os dois lados ao mesmo tempo.

Não há indicação de RAEE na Doença do Espectro da Neuropatia auditiva.

PARÂMETROS TÉCNICOS E DO ESTÍMULO

Atualmente, existem dois principais sistemas que possibilitam a realização das Respostas Auditivas de Estado Estável. A diferença principal entre eles está relacionada ao tipo de estímulo utilizado, tom puro modulado (Fig. 4-3) e Chirp (Fig. 4-4), e o método de detecção das respostas. Tal diferença proporciona aos métodos características peculiares no que diz respeito às suas indicações.

RESPOSTAS AUDITIVAS DE ESTADO ESTÁVEL

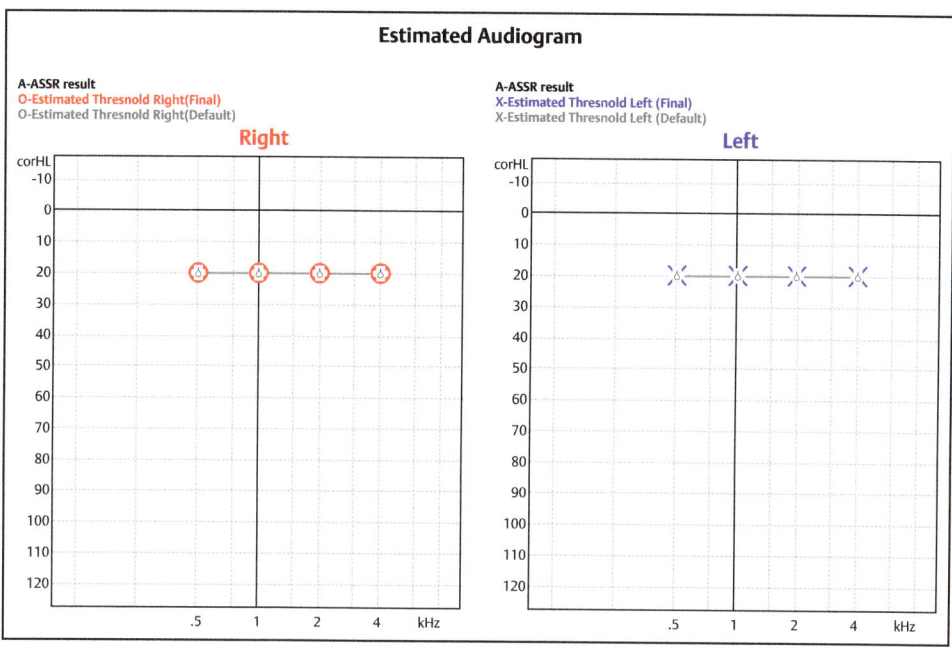

Fig. 4-2. Avaliação das Respostas Auditivas de Estado Estável por via óssea em 500, 1.000, 2.000 e 4.000 Hz.

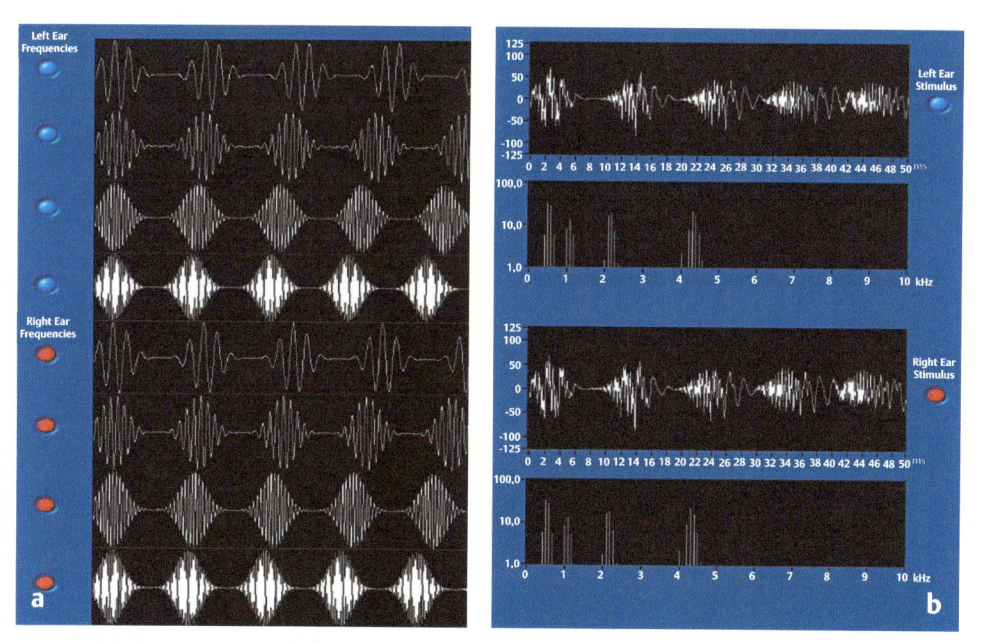

Fig. 4-3. (**a**) Observamos a modulação individual dos estímulos nas frequências de 500, 1.000, 2.000 e 4.000 Hz para as orelhas direita e esquerda. (**b**) Observa-se o estímulo composto que será aplicado para cada lado simultaneamente (sistema MASTER).

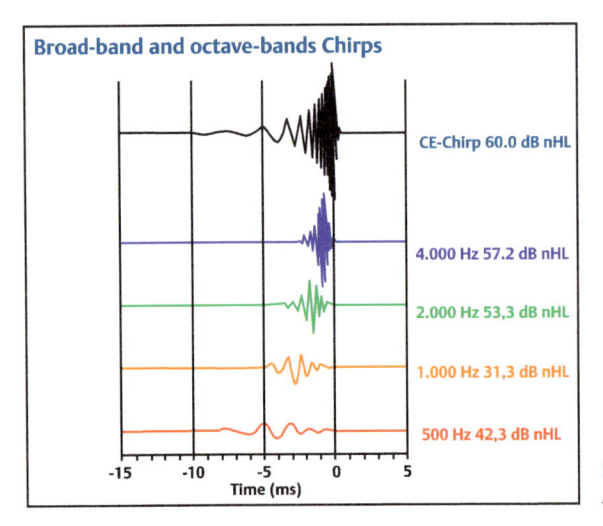

Fig. 4-4. Estímulo Chirp para Respostas Auditivas de Estado Estável.

Registro das RAEE com Tom Puro Modulado AM+FM

O tom puro apresentado nas frequências portadoras de 500, 1.000, 2.000 e 4.000 Hz pode ser modulado em amplitude (AM), frequência (FM) ou ambos (AM+FM), ou exponencial. A obtenção das respostas de estado estável baseia-se na estimulação binaural, simultânea com tons contínuos.

A atividade elétrica captada é composta pelo sinal do EEG (ruído) e da resposta evocada pelo estímulo auditivo (sinal). Os dados são armazenados em segmentos de 1,024 segundo de duração (*epochs*). São coletados 16 segmentos consecutivos de informação, combinados para formar uma varredura.

Cada varredura é rateada no domínio de tempo e, subsequentemente, submetida à Transformada Rápida de Fourier. O espectro de amplitudes resultante permite que as RAEE sejam analisadas no domínio da frequência. Desta forma, a resposta auditiva pode ser detectada na frequência de modulação correspondente à frequência portadora (Fig. 4-5).

O espectro de frequências é analisado automaticamente pelo *software*, determinando se a amplitude da resposta para uma determinada frequência de modulação foi diferente

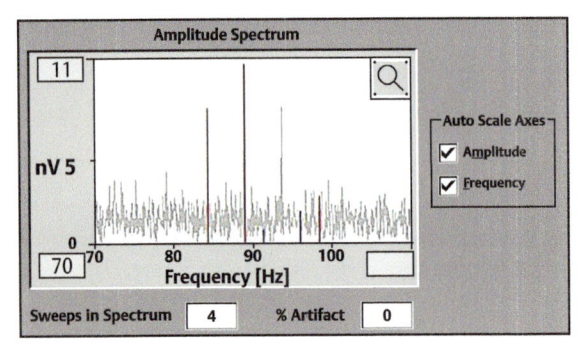

Fig. 4-5. Análise do traçado das RAEE com tom puro modulado. As respostas são picos que devem-se sobressair ao ruído de fundo eletroencefalográfico de maneira estatisticamente significativa ($p < 0,05$).

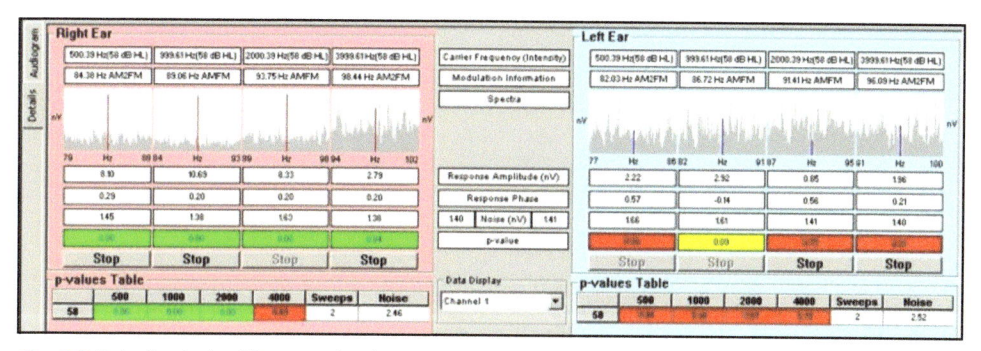

Fig. 4-6. Relação sinal-ruído com valor de p < 0,05, ou seja, resposta positiva (ressaltado pelo fundo verde).

da amplitude do ruído de fundo eletroencefalográfico nas frequências adjacentes. A verificação do nível de significância da relação sinal-ruído é realizada pela aplicação do teste estatístico (F-*test*) com intervalo de confiança de 95%. A resposta é considerada presente quando o valor F é significante em um nível de p < 0,05 em **7 ou mais varreduras consecutivas**. As respostas são consideradas ausentes quando a relação sinal-ruído não alcança significância (p < 0,05) após o número máximo de varreduras (Fig. 4-6).

O *software* MASTER II proporciona critérios de parada para aumentar a eficiência do exame e reduzir o tempo já incorporado ao seu protocolo padrão.

Os limiares eletrofisiológicos obtidos devem ser analisados e aplicados **fatores de correção** bem estabelecidos na literatura para estimativa do limiar psicoacústico. A aplicação destes fatores é baseada nas diferenças obtidas em estudos entre o limiar a RAEE e o limiar tonal. Por exemplo, foram obtidos limiares em 30 em 500 Hz, 20 em 1.000, 2.000 e 4.000 Hz. Pode-se estimar que os limiares tonais sejam, pelo menos, 15 dB melhores em 500 Hz, e 10 dB nas demais frequências (Quadros 4-1 e 4-2).

Quadro 4-1. Fatores de Correção Proposto por D'Haenens *et al.*, 2008, para Estimativa do Limiar Psicoacústico

Aplicação de fatores de correção

	Behavioral (dBHL)		*ASSR threshold* (dBHL)		*Difference thresholds* (dB)	
Carrier frequency (Hz)	Test	Retest	Test	Retest	Test	Retest
500	4 ± 5	3 ± 4	23 ± 11	22 ± 10	19 ± 13	19 ± 11
1.000	3 ± 4	2 ± 5	18 ± 9	15 ± 10	14 ± 10	13 ± 10
2.000	2 ± 5	1 ± 5	12 ± 8	13 ± 8	10 ± 9	12 ± 9
4.000	3 ± 6	3 ± 4	16 ± 9	17 ± 8	13 ± 10	14 ± 9

Quadro 4-2. Média dos Limiares Audiométricos e das Respostas Auditivas de Estado Estável (n = 52 Orelhas) Separadas por Frequência com o Respectivo Desvio-Padrão (dp) e Erro-Padrão

Frequência (Hz)	n	Audiometria			RAEE		
		Média (dBNA)	Dp	Erro-padrão	Média (dBNA)	Dp	Erro-padrão
500	52	11,63	4,52	0,63	18,75	7,73	1,07
1.000	52	7,02	0,72	14,62	6,48	6,48	0,9
2.000	52	4,81	0,74	13,08	5,16	5,16	0,72
4.000	52	5,19	0,82	14,9	5,56	5,56	0,77

Beck et al., 2014.

ESTÍMULO CHIRP

O estímulo Chirp, desenvolvido por Elberling *et al.*, compensa o atraso da onda viajante na cóclea, o que melhora a sincronia neural em nível de tronco encefálico e aumenta a amplitude das respostas.

Para as RAEE são utilizados Narrow-Band Chirps (NB-Chirps) que permitem a estimulação mono ou binaural nas frequências de 500, 1.000, 2.000 e 4.000 Hz. A modulação pode ser de 40 ou 90 Hz (mais utilizada). A vantagem destes estímulos é que proporcionam maior amplitude das respostas por estimularem, além da frequência portadora, as frequências adjacentes. Desta forma, uma maior quantidade de fibras neurais contribui para a resposta (Fig. 4-7).

Ainda, a detecção das respostas não se restringe à frequência de modulação original (p. ex., 90 Hz), mas detecta também respostas nos harmônicos correspondentes a essa frequência de modulação (p. ex., 180, 270 Hz, etc.) gerando maior amplitude das respostas.

Tais mecanismos associados possibilitam melhor relação sinal-ruído que se traduz em redução do tempo de exame.

Desta forma o *software* permite estimular intensidades diferentes em cada frequência simultaneamente (diferença ≤ 20 dB), o que também diminui o tempo de exame.

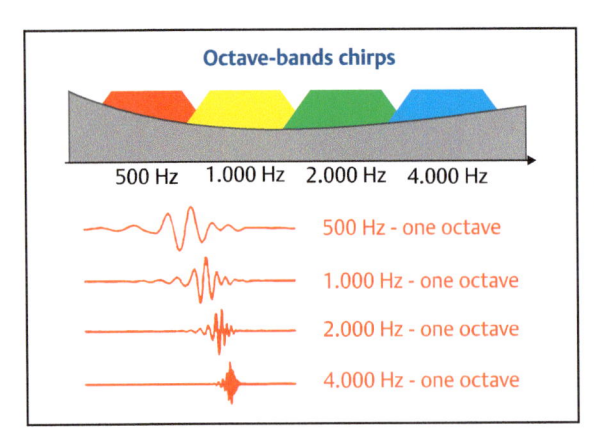

Fig. 4-7. Estímulo Chirp. O estímulo é composto de quatro Narrow-Band Chirps em oitavas para cada orelha. Observem que, embora concentrado na frequência portadora (500, 1.000, 2.000 e 4.000 Hz), o estímulo abrange frequências adjacentes, o que proporciona maior amplitude das respostas. (Fonte: http://www.dtas.info/DTAS-CE-1v2.pdf Claus Elberling, 2011.)

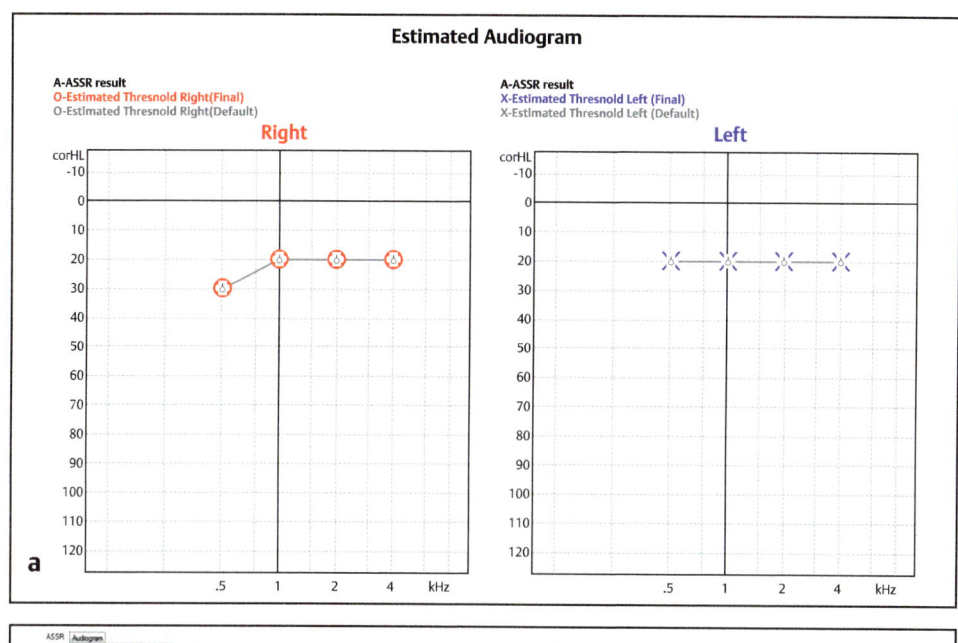

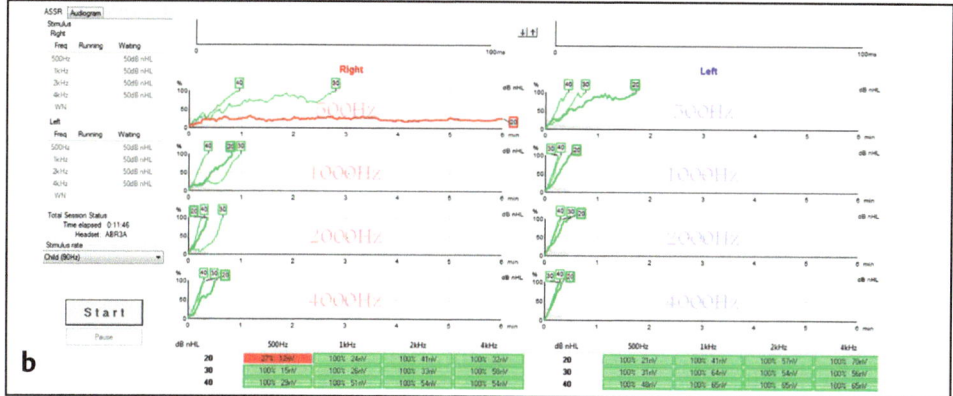

Fig. 4-8. Audiograma eletrofisiológico obtido com estímulo Chirp. (**a**) Limiares por estado estável para cada orelha. (**b**) Observamos que as respostas são consideradas presentes quando atingem 100% de confiabilidade.

A detecção das respostas se dá por Transformada Rápida de Fourier e Teste de Raleigh modificado (baseado em amplitude e coerência de fase das respostas). Podem ser utilizados 2 níveis de significância – $p < 0,01$ = nível de acurácia; $p < 0,05$ = velocidade de aquisição (Fig. 4-8).

Até agosto de 2019, o Chirp não é recomendado para estimulação em intensidades superiores a 90 dBNA.

Também podem ser utilizados fatores de correção (Quadro 4-3).

Quadro 4-3. Diferença entre os Limiares por Respostas Auditivas de Estado Estável e Psicoacústico para Normouvintes e com Perda Auditiva (Médias e Desvio-Padrão, Duas Orelhas Somadas)

	Frequência (Hz)	Diferença de limiar (dB)
Normouvintes	500	11,7 ± 7,9
	1.000	9,7 ± 7,4
	2.000	15,2 ± 7,5
	4.000	18,9 ± 5,9
Perda auditiva	500	10,6 ± 9,6
	1.000	8,1 ± 8,6
	2.000	12,0 ± 7,8
	4.000	10,9 ± 9,8

Mühler *et al.*, 2012.

LIMITAÇÕES

- RAEE devem ser utilizadas e interpretadas com cautela:
  - Ausência de onda V replicável no PEATE.
  - Ruído de fundo residual elevado (depende do EEG, estado de relaxamento do paciente).
- Quando as RAEE NÃO são recomendadas:
  - Doenças do Espectro da Neuropatia Auditiva.
  - Uso de Chirp em altas intensidades (falta de referências na literatura).
  - Ausência de condições adequadas de relaxamento.

Devemos ressaltar que as RAEE são um método **complementar** e não devem ser utilizadas como único método de avaliação auditiva.

BIBLIOGRAFIA

Beck RM, Grasel SS, Ramos HF, Almeida ER, Tsuji RK, Bento RF, Brito RD. Are auditory steady-state responses a good tool prior to pediatric cochlear implantation? Int J Pediatr Otorhinolaryngol 2015 Aug;79(8):1257-62.

Beck, R.M, Ramos BF, Grasel SS, Ramos HF, Moraes MF, Almeida ER, Bento RF. Comparative study between pure tone audiometry and auditory steady-state responses in normal hearing subjects. Braz J Otorhinolaryngol 2014;80(1):35-40.

Duarte JL, Alvarenga KDF, Garcia TM, Costa Filho AO, Lins OG. A resposta auditiva de estado estável na avaliação auditiva: aplicação clínica. Pró-Fono Revista de Atualização Científica 2008;20:105-10.

Grasel SS, de Almeida ER, Beck RM, Goffi-Gomez MV, Ramos HF, Rossi AC, Koji Tsuji R, Bento RF, de Brito R. Are auditory steady-state responses useful to evaluate severe-to-profound hearing loss in children? Biomed Res Int. 2015;2015:579206.

Herdman A.T, Stapells DK. Auditory steady-state response thresholds of adults with sensorineural hearing impairments. Int J Audiol 2003;42(5):237-48.

Muhler R, Hoth S. Objective diagnostic methods in pediatric audiology. HNO 2014;62(10):702-17.

Muhler R., Mentzel K, Verhey J. Fast hearing-threshold estimation using multiple auditory steady-state responses with narrow-band chirps and adaptive stimulus patterns. *Sci W J* 2012;192178.

Ramos HF, Grasel SS, Beck RM, Takahashi-Ramos MT, Ramos BF, de Almeida ER, Bento RF, Brito Neto R. Evaluation of residual hearing in cochlear implants candidates using auditory steady-state response. Acta Otolaryngol 2015;135(3):246-53.

Rodrigues GR, Lewis DR. Establishing auditory steady-state response thresholds to narrow band CE-chirps(®) in full-term neonates. Int J Pediatr Otorhinolaryngol 2014 Feb;78(2):238-43.

Sakata H. Bone-conduction auditory brainstem response and bone-conduction auditory steady-state response. Adv Otorhinolaryngol 2014;75:24-9.

PEATE – FREQUÊNCIA ESPECÍFICA COM *TONE BURST* – VIA AÉREA E VIA ÓSSEA

CAPÍTULO 5

Mariana Lopes Fávero

INTRODUÇÃO

A perda auditiva é uma alteração sensorial relativamente comum e que leva a uma série de prejuízos para a criança e para família, se não diagnosticada precocemente e tratada adequadamente. Vários estudos mostram que crianças com perda auditiva que iniciaram reabilitação auditiva aos seis meses de idade obtiveram resultados significativamente melhores no desenvolvimento de linguagem e de fala, comparando-se com crianças diagnosticadas e tratadas tardiamente.[1-3]

Para isso, todo o processo diagnóstico tem de ser estruturado para acontecer por volta dos três meses de idade e para determinar com exatidão os limiares auditivos da criança.[4,5]

Neste contexto, o PEATE com *tone burst*, que permite avaliação por frequência específica com estimulação por via aérea (VA) e, quando necessário, por via óssea (VO), é parte importante do processo diagnóstico e considerado uma técnica consagrada para determinação do tipo, do grau e da configuração da perda auditiva em crianças que não passaram na triagem auditiva neonatal.[6-8]

Existem várias formas de avaliação por frequência específica, como as Respostas Auditivas de Estado Estável (RAEE) e o PEATE com NB-Chirp, mas o PEATE com *tone burst* foi o primeiro método a ser amplamente usado na avaliação clínica. Embora mais trabalhoso e demorado que os outros métodos, é imprescindível que o examinador domine essa técnica, pois nem sempre RAEE ou NB-Chirp estão disponíveis ou podem não ser a melhor opção para determinados pacientes.

Quando realizados da forma correta, os limiares eletrofisiológicos dos PEATE com *tone burst* com estimulação por VA e VO são capazes de determinar com exatidão os limiares auditivos de crianças pequenas.[9,10]

INDICAÇÕES CLÍNICAS

O PEATE com *tone burst* é um teste eficaz para determinar o diagnóstico de surdez e a caracterização do grau da perda, da configuração e da diferenciação entre perda coclear e condutiva nas crianças menores de 6 meses de idade. Também é muito válido para crianças maiores, quando não é possível realizar a audiometria de reforço visual ou audiometria condicionada de forma adequada.

PROTOCOLO

O sucesso do exame relaciona-se com uma boa estratégia para captação dos PEATE com *tone burst*. Como é um procedimento longo, realizado nas crianças com menos de 6 meses sob sono natural, a otimização do tempo torna-se fundamental. Deste modo, o examinador deve sempre iniciar a captação dos PEATE com *tone burst* preparado para responder as seguintes perguntas:[4]

1. Há limiares eletrofisiológicos alterados? Em uma ou nas duas orelhas?
2. Se os limiares estão alterados, essa alteração é secundária a um comprometimento coclear ou condutivo?
3. Quais são os limiares específicos para cada frequência por VA e por VO?

O ideal é que se comece a captação com as menores intensidades possíveis, já que isso diminui o tempo de exame por permitir a mudança de estratégia diagnóstica na identificação de alguma alteração e evitar o despertar de crianças que estejam em sono natural.

Deve-se sempre começar o exame com a captação dos limiares por VA em 2.000 Hz e 500 Hz, frequências fundamentais para adaptação de aparelhos de amplificação sonora.

Quando os limiares por VA nestas duas frequências forem normais, deve-se testar a frequência de 4.000 Hz por VA, e, ao final, os limiares em 1.000 Hz. Procede-se da mesma forma, se os limiares em 2.000 Hz ou 500 Hz não forem normais. O objetivo é obter a configuração dos limiares do paciente em ambas as orelhas (Fig. 5-1).

Como muitas crianças que falham nos programas de triagem auditiva neonatal tem uma perda auditiva condutiva, assim que se detectar um limiar alterado por VA em qualquer uma das frequências testadas, deve-se imediatamente iniciar a captação dos limiares por VO.

A experiência do programa Auditivo Infantil de Ontário e, mais recentemente, do BC Children's Hospital indica que, na presença de limiares elevados de PEATE com *tone burst* por VA, o PEATE com *tone burst* por VO determina se essa elevação de limiar na VA é por

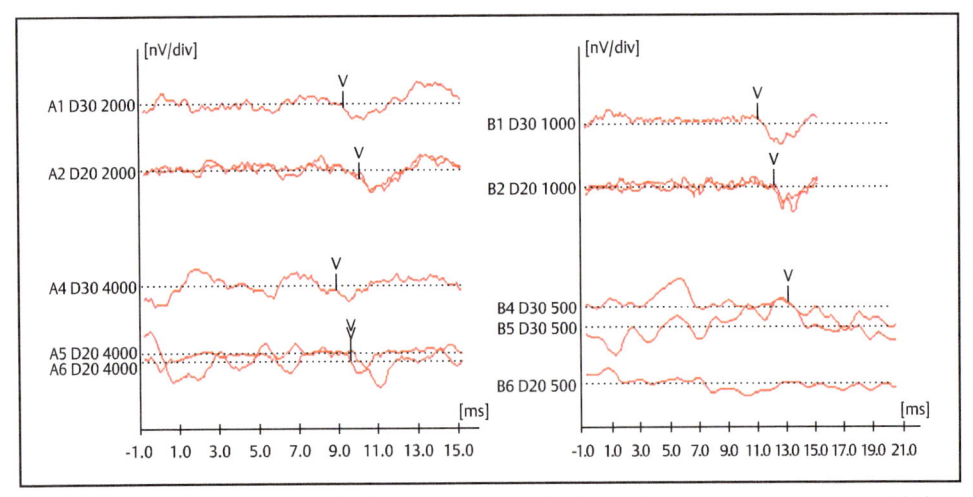

Fig. 5-1. Exemplo de PEATE com estímulo *tone burst* de orelha direita. Pesquisa somente em intensidades mais baixas. Limiar em 20 dBNA em 1.000, 2.000 e 4.000 Hz e 30 dBNA em 500 Hz. Notar que as ondas I e III não são identificadas.

alteração coclear ou condutiva de forma precisa.[4,8] Da mesma forma, a ausência de PEATE com *tone burst* por VO na maior intensidade possível do equipamento indica um componente neurossensorial significativo.[1]

TRANSDUTORES, COLOCAÇÃO DE ELETRODOS E PARÂMETROS TÉCNICOS

A captação do PEATE com *tone burst* deve ser precisa. Erros na escolha dos transdutores, na colocação dos eletrodos e dos parâmetros podem levar a graves problemas de interpretação do exame. Quanto mais rigor nestas escolhas, mais objetiva fica a análise do resultado.

Transdutores

O PEATE com *tone burst* por VA deve ser realizado sempre com fones de inserção, a menos que haja contraindicações absolutas, por exemplo, atresia no conduto auditivo externo. Nestes casos fones supra-aurais (tipo casco) devem ser usados.

Para a captação do PEATE com *tone burst* por VO, o vibrador é colocado posterossuperiormente ao pavilhão auricular que se quer estimular e pode ser fixado com uma faixa elástica ou por um examinador treinado para esse procedimento. Não há a necessidade de controle de força por balanças específicas;[11] no entanto, a pressão deve ser constante para não haver distorções das ondas. Na dúvida, recomenda-se o uso das faixas elásticas, mas deve ficar claro que muitas crianças acordam durante a colocação da faixa.

Colocação de Eletrodos

Os eletrodos para captação dos PEATE com *tone burst* devem ser colocados na fronte, o mais próximo possível do couro cabeludo e da linha média (eletrodo positivo), e nas mastoides ou lóbulos das orelhas (eletrodos negativos). O eletrodo terra deve ser colocado longe do eletrodo positivo, e o lóbulo da orelha contralateral a ser testada é uma boa opção para equipamentos de apenas um canal. A impedância deve ser menor que 5 kOhms em todos os eletrodos, e a diferença entre eles não deve exceder 1 kOhms.

Para realização do PEATE com *tone burst* por VA pode-se usar apenas um canal; no entanto, para captação dos PEATE com por VO pode ser vantajoso o uso de 2 canais, mas não é obrigatório.

Parâmetros Técnicos

Os parâmetros devem ser ajustados na dependência do espectro de frequência que está sendo testado. Como se trata de um exame com a intenção de obter limiares, a frequência de apresentação do estímulo deve ser alta para o menor tempo possível de teste, o filtro de passa-baixo deve ser menor e a janela de análise do teste aumentada em comparação com PEATE para neurodiagnóstico. Deve-se controlar o ruído residual e a relação sinal-ruído (Quadros 5-1 e 5-2).

INTERPRETAÇÃO DO EXAME

Para uma boa marcação das ondas, o examinador deve seguir três parâmetros:

1. A onda deve-se replicar com uma forma e uma latência aproximada adequada.
2. A SNR deve ser o mais próximo de 3:1.
3. O ruído residual deve ser baixo e menor que a amplitude da onda.

Quadro 5-1. Parâmetros Técnicos

Filtro	Passa-alto = 30 Hz Passa-baixo = 1.500 Hz
Média de aceitos	Mínimo de 2.000 aceitos
Ruído residual (RR)	Mínimo de 0,11 µV (pelo menos duas replicações com esse RR)
Relação sinal-ruído (SNR)	Ideal maior ou igual a 3:1. Respostas podem ser vistas com SNR menor***
Janela de análise	25,6 ms
Estímulo	Envelope trapezoidal ciclos 2-1-2 (subida/platô/descida) OU Blackman: 500 Hz (1,5-0-1,5); 1 KHz (2-0-2); 2 KHz (3-0-3); 4 KHz (4-0-4) Polaridade alternada Frequência de apresentação de 39,1 estímulos por segundo
Mascaramento	Sempre contralateral. Obrigatório para PEATE com *tone burst* por VO

***Para alguns equipamentos, pode haver a necessidade de se ajustar a SNR em relação à janela de tempo. Nestes casos, o ajuste deve ser realizado como mostrado no Quadro 5-2.

Quadro 5-2. Correlação de Relação Sinal × Ruído e Janela de Análise por Frequência (Exemplo para o Equipamento *Inteligent Hearing System – IHS*)

Estímulo	Correlação SNR × janela de análise
500 Hz VA	10,5-20,5 ms
500 Hz VO	20 dBNA: 10,5-20,5 ms 30-50 dBnHL: 14-24 ms (somente se ruído residual adequado)
1.000 Hz VA	7,5-17,5 ms
2.000 Hz VA/VO	6,5-16,5 ms
4.000 Hz VA	5-15 ms

A morfologia das ondas de PEATE com *tone burst* varia muito. Normalmente ondas I e III não aparecem. A onda V pode ser representada somente por um pico que precede um vale negativo. As ondas captadas pelas frequências mais agudas têm morfologias mais próximas à morfologia captada por cliques. Há também muita variação de latência, não sendo este um parâmetro que deva ser levado em conta isoladamente.

CÁLCULO DO NÍVEL DE AUDIÇÃO (FATORES DE CORREÇÃO)

Para cálculo do limiar auditivo da criança, deve-se ajustar o limiar eletrofisiológico obtido como mostrado no Quadro 5-3.

Quadro 5-3. Cálculo do Nível de Audição

	Condução aérea			
Frequência	500 Hz	1.000 Hz	2.000 Hz	4.000 Hz
Limiar mínimo eletrofisiológico obtido	35	35	30	25
Ajuste em dB para determinar o limiar auditivo	-15	-10	-5	-0

REFERÊNCIAS BIBLIOGRÁFICAS

1. Hatton J, Janssen R, Stapells D. Auditory brainstem responses to bone-conducted brief tones in young children with conductive or sensorineural hearing loss. Int J Otolaryngol 2012;1-12.
2. Yoshinaga-Itano C, Sedey A, Coulter DK, Mehl AL. Language of early- and later-identified children with hearing loss. Pediatrics 1998;102(5):1161-71.
3. Kennedy C, McCann D, Campbell MJ, Kimm L, Thornton R. Universal newborn screening for permanent childhood hearing impairment: an 8-year follow-up of a controlled trial. Lancet 2005;366(9486):660-2.
4. British Columbia Early Hearing Program (BCEHP), BCEHP Audiology Assessment Protocol, 2012. Disponível em: http://www.phsa.ca/ AgenciesAndServices/Services/BCEarlyHearing/ForProfessionals/Resources/Protocols-Standards.htm.
5. Joint Committee on Infant Hearing. Year 2007 position statement: principles and guidelines for early hearing detection and intervention programs. Pediatrics 2007;120(4):898-92.
6. American Speech-Language-Hearing Association (ASHA). Guidelines for the audiologic assessment of children from birth to 5 years of age. Disponível em: http://www.asha.org/policy/GL2004-00002.htm.
7. Canadian Working Group on Childhood Hearing, Early Hearing and Communication Development: CanadianWorking Group on Childhood Hearing (CWGCH). Resource Document, 2005. Disponível em: http://www.phac-aspc.gc.ca/publicat/eh-dp/index-eng .php.
8. Ontario Infant Hearing Program (OIHP), 2008, Audiologic Assessment Protocol, 2009. Disponível em: http://www.mountsinai.on.ca/care/ infant-hearing-program/resolveUid/b84c6bf5acbf70c86347 eecd6be66b1f.r
9. Vander Werff KR, Prieve BA, Georgantas LM. Infant air and bone conduction tone burst auditory brain stem responses for classification of hearing loss and the relationship to behavioral thresholds. Ear Hear 2009;30:350-68.
10. Ribeiro FM, Carvallo RM. Tone-evoked ABR in full-term and preterm neonates with normal hearing. International J Audiology 2007;47(1):21-9.
11. Small SA, Hatton JL, Stapells DR. Effects of bone oscillator coupling method, placement location, and occlusion on bone-conduction auditory steady-state responses in infants. Ear Hear 2007;28(1):83-98.

EMISSÕES OTOACÚSTICAS

CAPÍTULO 6

Rodrigo Cesar Silva

ASPECTOS HISTÓRICOS

Nos idos dos anos 1940, Gold e Pumphrey fizeram alguns estudos,[1,2] em que foi proposto, pela primeira vez, que havia um mecanismo ativo da cóclea, pois a teoria que existia, até então, de que a cóclea funcionava somente como um microfone, ou seja, um mecanismo passivo puramente, era insuficiente para explicar a fisiologia da audição.

Todavia, somente no final da década de 1970 foi que Kemp conseguiu captar uma energia sonora no meato acústico externo por algumas dezenas de milissegundos, após um estímulo acústico externo, o que foi denominado como emissões otoacústicas (EOA).[3] Concluiu que, apesar de não saber de onde se originava esta energia, havia um mecanismo ativo da cóclea evidenciado pela resposta sonora a qual apresentava característica não linear e que era inibida quando havia danos ao sistema auditivo.

Foi em 1983 que Davis propôs que a origem das emissões otoacústicas estava relacionada à atividade das células ciliadas externas.[4] Apesar dos inúmeros estudos que sucederam Kemp, somente a partir de 1995, data em que a FDA homologou nos EUA o primeiro equipamento de emissões otoacústicas,[5] que a avaliação auditiva complementar também passou a ser composta pelo exame de emissões otoacústicas.

FUNDAMENTOS

A amplificação dos movimentos da membrana basilar deve-se a atividade das células ciliadas externas, que é modulada pela atividade do complexo olivar medial eferente.[5,6] Sendo assim, há um aumento das contrações na zona de maior ressonância (tonotopia) e uma inibição da atividade na periferia desta zona.

A movimentação da membrana basilar deflete as células ciliadas externas, e, consequentemente, há um influxo de potássio no meio intracelular, causando uma alteração do potencial elétrico da célula, o que é chamado de transdução mecanoelétrica.

Após a alteração do potencial elétrico da membrana celular acontece a contração das células ciliadas externas. Este é o fenômeno de transdução eletromecânica, que permite o acoplamento da membrana tectória às células ciliadas internas, que, por sua vez, desencadeiam despolarização dos neurônios na porção distal do nervo coclear.

As emissões otoacústicas têm origem na atividade pré-sináptica, e, sendo assim, podem estar presentes em casos de disfunção retrococlear, como, por exemplo, na doença do espectro da neuropatia auditiva, mesmo com perda auditiva.[7]

PRINCÍPIOS DO EXAME

A obtenção de respostas produzidas pela cóclea ocorre por meio da colocação de um microfone no meato acústico externo, e, assim, é possível captar sons que geralmente são de baixa intensidade.

Quando os sons produzidos pela cóclea acontecem sem a necessidade de um estímulo prévio, são chamados de Emissões Otoacústicas Espontâneas (EOAE); na situação em que o som oriundo da cóclea é um produto de um sinal sonoro externo, estas emissões são chamadas de Emissões Otoacústicas Evocadas.

Após a captação das emissões, este som é processado e analisado digitalmente. As repostas obtidas devem ser estudadas, levando em consideração que o sinal se deve ao sinal coclear, de fato, e ao ruído.

O emprego das emissões otoacústicas deve ser ampliado na prática clínica, pois é capaz de detectar alterações cocleares antes mesmo de serem notadas pela realização de audiometria convencional.

TIPOS DE EMISSÕES

Emissões Otoacústicas Espontâneas

Estas emissões acontecem sem a apresentação de um estímulo prévio a cóclea. Estão presentes em até 50% da população normouvinte, e sua detecção é maior em neonatos e decresce com a idade.[5]

Por não estarem presentes em todos normouvintes, acabam não sendo empregadas na prática clínica.[8]

Emissões Otoacústicas Evocadas

São as utilizadas na prática clínica. Ocorrem como consequência de um estímulo sonoro externo prévio, sendo classificadas em: transientes e produtos de distorção.[5]

Técnica de Realização

É essencial a realização de otoscopia adequada prévia a introdução da sonda, pois alterações na orelha externa e média, tais como: cerúmen, vérnix, conteúdo timpânico e perfuração da membrana timpânica, podem interferir na resposta coletada.

Acoplado ao tubo da fonte sonora externa temos um microfone, que é a maneira com a qual iremos captar a resposta coclear propriamente dita.

Sendo assim, coloca-se uma oliva na ponta do tubo, que deve ser introduzida no meato acústico externo da orelha, sendo necessário que vede todo o meato. Em seguida, deve-se realizar um *probe test*, a fim de saber se o a oliva foi colocada corretamente, pois, assim, podemos assegurar uma menor quantidade de ruído.

Transientes

Por ser um método rápido, objetivo, não invasivo e de fácil aplicabilidade, é o tipo de EOA mais amplamente utilizado para triagem auditiva neonatal, além de ser mais tolerante ao ruído e à movimentação. As Emissões Otoacústicas Transientes (EOAT) são respostas cocleares, elicitadas por fonte sonora única, geralmente com o emprego de um clique. Apesar de o clique ser um estímulo de banda larga e estimular toda a cóclea, as EOAT podem fornecer um padrão de frequência específica da cóclea. Depois de gravadas, as respostas podem ser divididas em faixas de frequências, obtendo-se respostas separadas de diferentes partes da cóclea (Fig. 6-1).

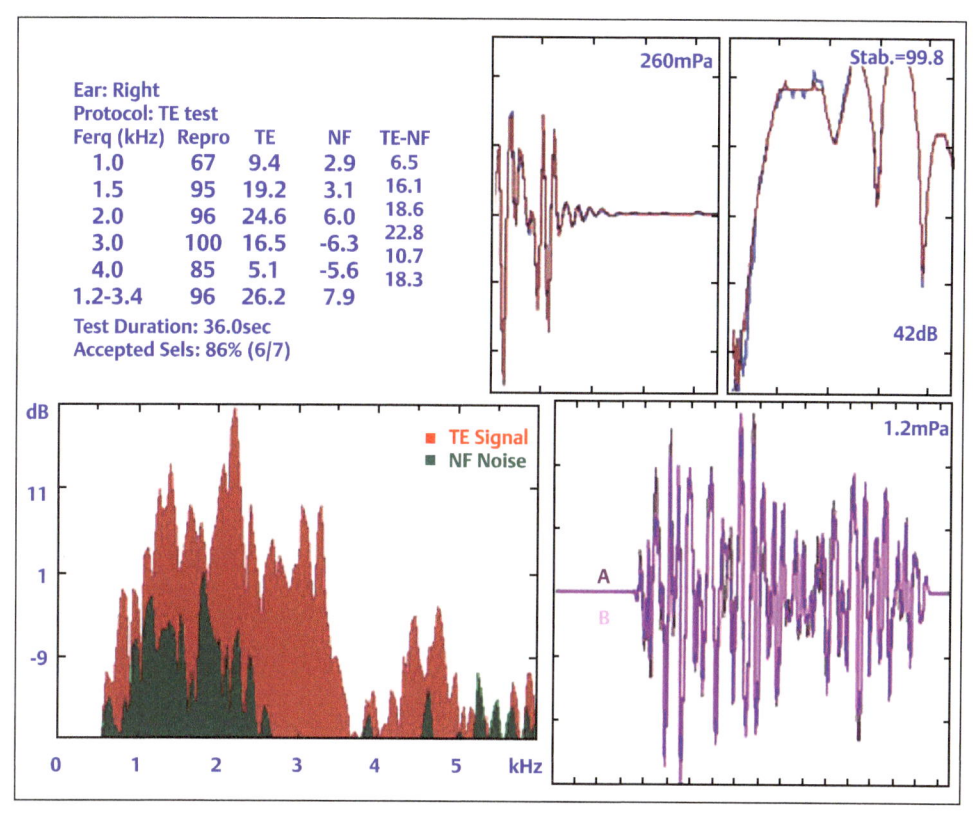

Fig. 6-1. Emissões otoacústicas transientes de orelha direita com presença de respostas em todas as faixas de frequências testadas. Em verde, observa-se o ruído de fundo, e o vermelho refere-se à resposta.

Parâmetros Analisados

- Estabilidade do estímulo superior a 70%.
- Reprodutibilidade geral das ondas maior ou igual do que 70% em neonatos e crianças, e 50% em adultos.
- Relação sinal/ruído acima de 3 dB em adultos e acima de 6 dB em neonatos.[7,9,10]

Resultados

Na triagem auditiva neonatal, os resultados devem ser apresentados de maneira dicotômica: resposta presente ou resposta ausente, organizados por faixa de frequências de 1 até 5 KHz. Quando as respostas estão presentes na maioria das faixas de frequências, pode-se subentender que o limiar é melhor que 25 dB. Presença de respostas em 3 das 5 faixas testadas é considerada como "passa".

Produtos de Distorção
Técnica de Realização

As Emissões Otoacústicas Produto de Distorção (EOAPD) são respostas cocleares decorrentes de dois estímulos sonoros, em que a frequência do primeiro é F1, e, a do segundo,

F2. As EOAPD são geradas em resposta à apresentação de dois tons puros (estímulos F1 e F2), apresentados simultaneamente à cóclea. A cóclea tem propriedades não lineares conhecidas, que causam mudanças na saída do sinal e não são diretamente relacionadas ao sinal de entrada. Essas não linearidades resultam na criação de respostas em frequências diferentes daquelas dos dois sinais de entrada. Essas respostas são os produtos de distorção e indicam atividade normal da orelha interna.[11,12] O paradigma de captação de respostas 2F1-F2 é o mais utilizado por apresentar respostas robustas e confiáveis. Os dois protocolos mais utilizados no que diz respeito a intensidade do estímulo sonoro são: I1 = I2, sendo a intensidade de 75 dB; e I1 > I2, onde I1 = 65 dB e I2 = 55 dB.

As EOAPD podem ser medidas e exibidas em duas formas: 1) DPgram: retrata a amplitude da EOAPD em função da frequência do estímulo a um nível de intensidade fixo; 2) Curva de crescimento das EOAPD (função I/O) demonstra o aumento da amplitude da EOAPD a uma frequência constante e níveis de intensidade variáveis dos tons puros.[13] Orelhas saudáveis tendem a apresentar uma curva de crescimento de 1 dB de EOA para 1 dB de estímulo ou menos.[14]

As EOAPD estão presentes praticamente em toda a população com limiar auditivo normal. Em indivíduos com perda auditiva, podem ser encontradas quando os limiares forem melhores que 45 dBHL.[7,15] A resposta é considerada presente quando as respostas são positivas e a relação sinal/ruído superior a 6 dB.

Do mesmo modo que as EOAT, as EOAPD também dependem da transmissão ideal através da orelha média, por isso é importante determinar as condições da orelha média antes de interpretar os achados.

Resultados

O relatório final, assim como na EOAT, pode ser redigido com resposta presente ou ausente, por frequência ou por meio de um audiococleograma (DPgram) (Fig. 6-2).[5,10,11,16]

APLICAÇÕES PRINCIPAIS

O emprego das emissões otoacústicas cresceu muito, principalmente, nos últimos 20 anos, e isto se deve a novas políticas tanto trabalhistas como de triagem auditiva neonatal.

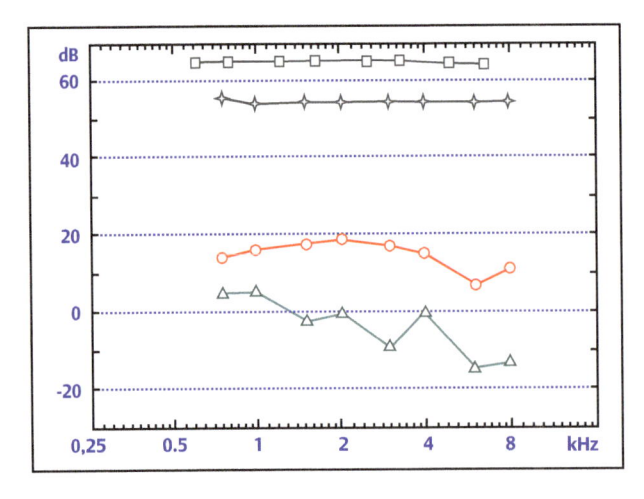

Fig. 6-2. Emissões otoacústicas por produtos de distorção de orelha direita, com presença de respostas em todas as frequências testadas. Note que a resposta é maior que o ruído em, pelo menos, 6 dB.

EMISSÕES OTOACÚSTICAS

Portanto o emprego das EOA ocorre normalmente nas seguintes situações:

- Triagem Auditiva Neonatal (Fig. 6-3).[7,9]
- Doenças do espectro da neuropatia auditiva.[17]
- Acompanhamento de trabalhadores expostos a ruído.

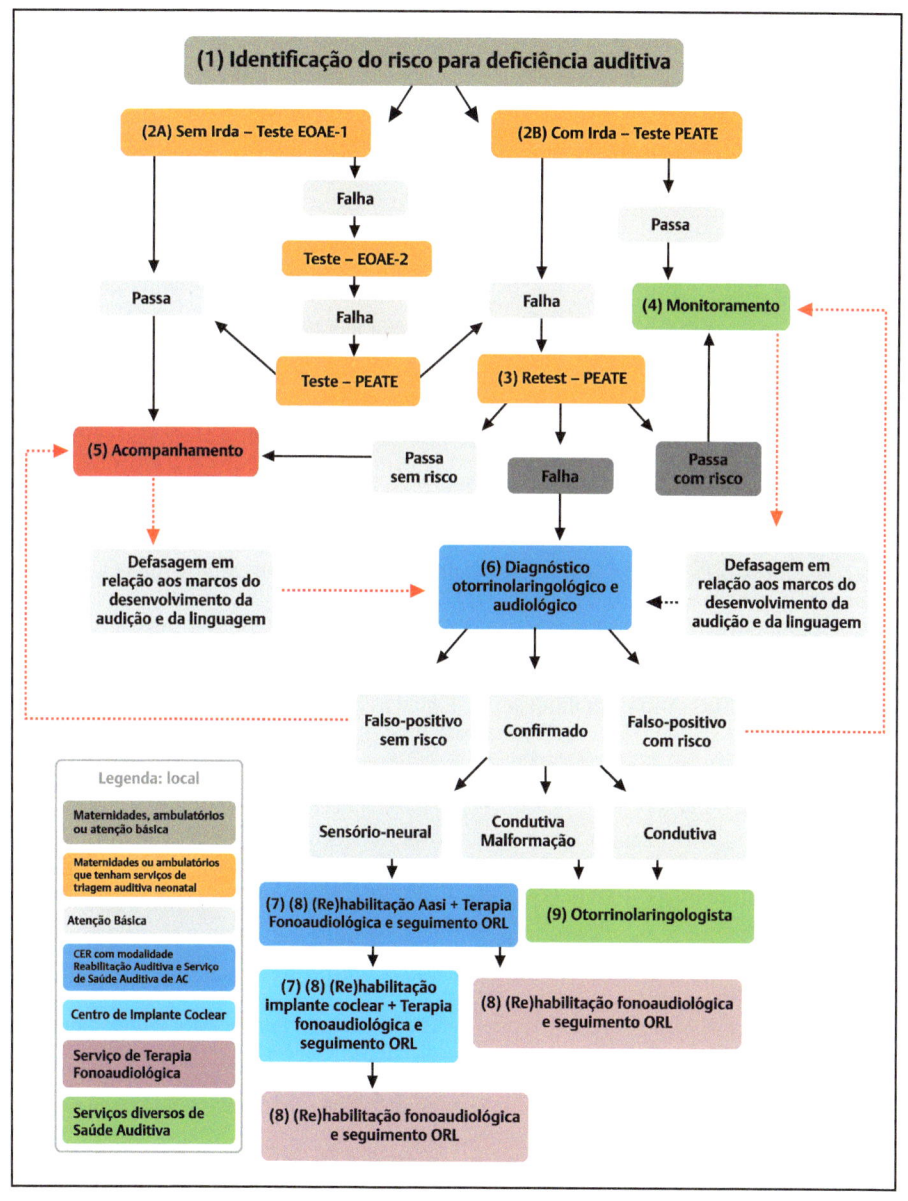

Fig. 6-3. Fluxograma do programa de Triagem Auditiva Neonatal.[9]

- Monitoramento de pacientes submetidos a tratamentos potencialmente ototóxicos (sejam eles por ação direta sobre a cóclea, tal qual ocorre com os aminoglicosídeos e a cisplatina; ou de maneira indireta atuando sobre a estria vascular, como no caso dos diuréticos).
- Auxílio no diagnóstico diferencial entre doença coclear e retrococlear.
- Monitoramento do funcionamento e fluxo sanguíneo coclear durante cirurgias que envolvam o conduto auditivo interno e ângulo pontocerebelar.[18]
- Avaliação de pacientes em que a obtenção de respostas auditivas subjetivas seja de difícil execução, como, por exemplo, pacientes simuladores, crianças não colaboradoras etc.[7]
- Na surdez súbita, para confirmar a perda auditiva, afastar eventual surdez psicogênica e monitorar a evolução do tratamento.[19]

REFERÊNCIAS BIBLIOGRÁFICAS

1. Gold T, Pumphrey RJ. Hearing I. The cochlea as a frequency analyzer. Proc R Soc London Ser B Biol Sci 1948;135(881):462-91.
2. Gold T. Hearing II. The physical basis of the action of the cochlea. Proc R Soc London Ser B Biol Sci 1948;135(881):492-8.
3. Kemp DT. Stimulated acoustic emissions from within the human auditory system. J Acoust Soc Am 2005;64(5):1386-91.
4. Davis H. An active process in cochlear mechanics. Hear Res 1983;9(1):79-90.
5. Munhoz MSL, Silva MLG, Frazza MM, Caovilla HH, Ganança MM, Carvalho P. Otoemissões acústicas. In: Munhoz MSL, Caovilla HH, Silva MLG, Ganança. Audiologia clínica. São Paulo: Atheneu; 2001. p. 121-48.
6. Brown MC, Nuttall AL, Masta RI. Intracellular recordings from cochlear inner hair cells: effects of stimulation of the crossed olivocochlear efferents. Science (80) 1983;222(4619):69LP-72.
7. Lonsbury-Martin BL, Martin GK, Telischi F. Emissões otoacústicas na prática clínica. In: Musiek FE, Rintelman WF. Perspectivas atuais da avaliação auditiva. Barueri: Manole; 2001. p. 163-92.
8. Maia FCZ, Brusco TR. Emissões otoacústicas. In: Pignatari SSN, Anselmo-Lima WT. Tratado de otorrinolaringologia. Rio de Janeiro: Elsevier; 2018. c. 6.
9. Diretrizes de Atenção da Triagem Auditiva Neonatal / Ministério da Saúde, Secretaria de Atenção à Saúde, Departamento de Ações Programáticas Estratégicas e Departamento de Atenção Especializada. Brasília: Ministério da Saúde; 2012.
10. Souza LCA, Piza MRT, Alvarenga KF, Cóser PL. Emissões otoacústicas (EOA). In: Souza LCA, Piza MRT, Alvarenga KF, Cóser PL. Eletrofisiologia da audição e emissões otoacústicas: princípios e aplicações clínicas. São Paulo: Tecmedd; 2008. p. 109-47.
11. Kemp DT. Otoacoustic emissions, their origin in cochlear function, and use. British Medical Bulletin 2002;63:223-41.
12. Ortmann AJ, Abdala C. Changes in the compressive nonlinearity of the cochlea during early aging: Estimates from distortion OAE input/output functions. Ear Hear 2016;37(5):603-14
13. Chabert R, Guitton MJ, Amram D, et al. Early maturation of evoked otoacoustic emissions and medial olivocochlear reflex in preterm neonates. Pediatric Research 2006;59:305-8.
14. Glattke TJ, Robinette MS. Transient evoked otoacoustic emissions. In: Robinette RM, Glattke T, editors. Otoacoustic emissions: clinical applications. 2nd ed. New York: Thieme; 2002. p. 95-115.
15. Hall, J. Handbook of otoacoustic emissions. New York: Singular Publishing Group Thomson Learning; 2000.
16. Petersen L, Wilson WJ, Kathard H. A systematic review of stimulus parameters for eliciting distortion product otoacoustic emissions from adult humans. Int J Audiol 2017;56(6):382-91.
17. Starr A, Sininger YS, Nguyen T, Michalewski, HJ, Oba S, Abdala C. Cochlear receptor (microphonic and summating potentials, otoacoustic emissions, and auditory pathway (auditory brain stem potentials) activity in auditory neuropathy. Ear & Hearing 2001;11(3):215-30.

18. Mori T, Suzuki H, Hiraki N, Hashida K, Ohbuchi T, Katoh A, Udaka T. Prediction of hearing outcomes by distortion product otoacoustic emissions in patients with idiopathic sudden sensorineural hearing loss. Auris Nasus Larynx 2011 Oct;38(5):564-9.
19. Santaolalla Montoya F, Ibargüen AM, Vences AR, del Rey AS, Fernandez JM. Evaluation of cochlear function in normal-hearing young adults exposed to MP3 player noise by analyzing transient evoked otoacoustic emissions and distortion products. J Otolaryngol Head Neck Surg 2008;37(5):718-24.

ELETROCOCLEOGRAFIA

CAPÍTULO 7

Signe Grasel

INTRODUÇÃO

A eletrococleografia (ECoG) é uma forma de pesquisa eletrofisiológica que avalia o receptor periférico da audição, permitindo a observação de eventos sensoriais (microfonismo coclear [MC], potencial de somação [SP]) e neural (potencial de ação global do nervo coclear [AP]).

Destes eventos, o mais notável, reprodutível e fiel é o potencial de ação (AP) global do nervo coclear. As respostas obtidas são exclusivamente monoaurais, a orelha testada não sofre influências do lado oposto e a resposta neural não sofre influência das múltiplas sinapses do sistema nervoso auditivo central. Estas particularidades dão à ECoG uma importância peculiar na investigação audiológica objetiva.

O MC é um potencial sensorial, gerado predominantemente pelas células ciliadas externas (CCE), com participação menor de células ciliadas internas. Suas características físicas são semelhantes às do som do estímulo, sua latência é curta, por volta de 0,4 ms, e seu limiar pode ser detectado em torno de 60 dBNA. Quando o estímulo é apresentado em polaridade alternada, o MC é anulado. A amplitude do MC costuma ser pequena, principalmente quando pesquisado por técnicas com eletrodos extratimpânicos, uma vez que a relação sinal/ruído é menos favorável quando o eletrodo de captação se encontra longe do sítio gerador dentro da cóclea. Por esse motivo, deve ser pesquisado preferencialmente com ECoG transtimpânico ou timpânico.

O SP, também de geração endococlear, não é observado habitualmente com amplitude significativa no traçado eletrococleográfico de orelhas normais, podendo estar presente em alguns tipos de lesões cocleares, como na hidropisia endolinfática.

Acredita-se que o SP seja expressão da função das células ciliadas internas e pode ter sua amplitude aumentada por movimentos não lineares da membrana basilar durante processos de transdução dentro da cóclea.

O potencial de ação do nervo coclear (AP) normalmente é apresentado como uma onda negativa, com variação da amplitude e latência proporcional à intensidade do estímulo acústico, mas independente da fase e duração do estímulo. Ele é formado pela soma algébrica dos múltiplos potenciais individuais dos neurônios do nervo coclear, e é consensual que a forma dos componentes do AP depende do sincronismo dos disparos das fibras nervosas.

INDICAÇÕES CLÍNICAS
- Doença de Ménière:
  - Diagnóstico.
  - Evolução.
  - Pré-gentamicina intratimpânica/cirurgia.
  - Pré-corticoide intratimpânico.
- Doenças de espectro da neuropatia auditiva:
  - Localização do sítio da lesão.
- Cocleopatias.
- Pré-implante coclear (casos selecionados).
- Ausência de onda I no PEATE.

POSICIONAMENTO DO PACIENTE, PREPARAÇÃO DO CONDUTO E AVALIAÇÃO

Para a **eletrococleografia** o paciente é colocado em decúbito dorsal horizontal. Faz-se a otoscopia com auxílio do microscópio ou endoscópio e realiza-se a limpeza do conduto auditivo externo. É de extrema importância retirar todo cerúmen, detrito e descamação do conduto e da membrana timpânica.

A anestesia tópica da membrana timpânica com lidocaína 10% aumenta muito o conforto do paciente na colocação do eletrodo timpânico ou transtimpânico, mas não é imprescindível. Ela é aplicada em *spray* no conduto auditivo externo. Após 10 minutos, procede-se a remoção do anestésico e instila-se soro fisiológico morno no conduto, com a finalidade de aumentar a condutibilidade elétrica. Antes de iniciar o exame, remove-se todo o líquido do conduto auditivo externo, seca-se o mesmo com algodão, porta-algodão ou ponta de aspirador otológico, e introduz-se o eletrodo de contato que vai se apoiar sobre a membrana timpânica.

Quando se usa o eletrodo transtimpânico introduz-se o eletrodo tipo agulha no conduto auditivo externo, após assepsia do mesmo, transfixando a membrana timpânica, no quadrante posteroinferior. Este eletrodo é então fixado sobre o promontório próximo à janela redonda, sendo mantido pelo fone de inserção, da mesma forma como o eletrodo timpânico.

Quando se usa o eletrodo de conduto *tiptrode* também é necessária uma limpeza cuidadosa e completa da pele do conduto auditivo externo. Procede-se então à colocação do eletrodo, direcionando-o paralelamente ao conduto. Quanto mais próximo à membrana do tímpano, melhor será a qualidade da resposta.

Além do eletrodo positivo ou ativo (timpânico, extra ou transtimpânico), coloca-se o eletrodo negativo (referência) no lóbulo da orelha a ser testada e ainda um eletrodo terra, que, por conveniência, pode ser fixado no lóbulo da orelha contralateral. Quando se trabalha com equipamento com dois canais, o eletrodo terra costuma estar na frente.

Os três eletrodos (positivo, negativo e terra) são a seguir conectados ao pré-amplificador.

Observa-se, no monitor, o sinal de entrada do computador, o que nos permite avaliar se são satisfatórias as condições elétricas para a realização do exame.

Não se pode esquecer da eliminação de fontes elétricas que possam interferir na realização do exame, como o microscópio, que deve ser desligado da tomada antes de iniciar o teste.

ELETROCOCLEOGRAFIA

Quadro 7-1. Parâmetros Técnicos e do Estímulo para Eletrococleografia

	Programação
Posicionamento de eletrodos	Positivo (+) não invertido: membrana timpânica/transtimpânico Negativo (-) invertido: mastoide contralateral ou lóbulo da orelha ou FPz Terra (*common*) – fronte baixa/mastoide ipsilateral
Amplificação/ganho	50.000-150.000 ×
Filtros	0-3.000 Hz
Janela	5 a 10 milissegundos (10 ms permite identificação de onda V)
Número de estímulos/aquisição	1.000
Número de canais	1 ou 2
Transdutor	Fone de inserção
Tipo de estímulo	Clique/*tone burst*
Polaridade	Alternada. Para demonstração de microfonismo coclear: desmembrar em rarefeitos e condensados após o exame
Intensidade inicial	90 dBNA

São realizadas, no mínimo, duas aquisições em 90 dBNA em ambas as orelhas. Observa-se a morfologia e replicabilidade dos traçados. Antes de se proceder à marcação, analisam-se os traçados em relação à audiometria. Em paciente com audiometria normal bilateral, espera-se traçado de amplitude simétrica bilateralmente. Caso isto não seja observado, devemos reavaliar o conduto (cerúmen, resíduo de soro fisiológico na membrana, gel condutor obstruindo o fone?) e reposicionar o eletrodo (Quadro 7-1).

INTERPRETAÇÃO DO EXAME (QUADRO 7-2)

De acordo com Pou *et al.*, 1996, e Grasel *et al.*, 2017, a relação da amplitude SP/AP pode ser considerada alterada quando superior a 35% (Fig. 7-1). Ainda, alguns autores podem sugerir outros valores.

A **área do potencial composto e relação entre as áreas SP/AP** têm como fundamento, principalmente, o alargamento do traçado que é proporcionado pelo aumento da amplitude do SP. A relação da área será considerada alterada quando superior a 1,67 (Fig. 7-2 e Quadro 7-3).

Quadro 7-2. Critérios para Avaliação de Hidropisia Endolinfática

Relação da amplitude SP/AP

Área do potencial composto (SP+AP)

Relação das áreas SP/AP

Diferença da latência do AP aos cliques rarefeitos e condensados

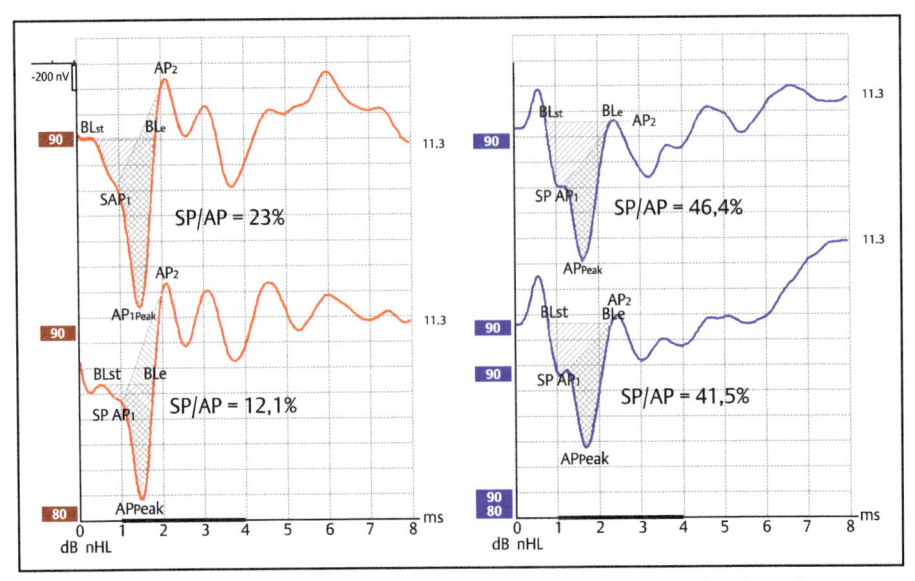

Fig. 7-1. Medida da relação SP/AP para os lados direito e esquerdo. A partir da linha de base, mede-se a amplitude do potencial de ação (AP) e do potencial de somação (SP). O *software* faz o cálculo e divide a amplitude do SP pela amplitude do AP (relação SP/AP). À esquerda, relação superior a 35%, sugestiva de hidropisia endolinfática.

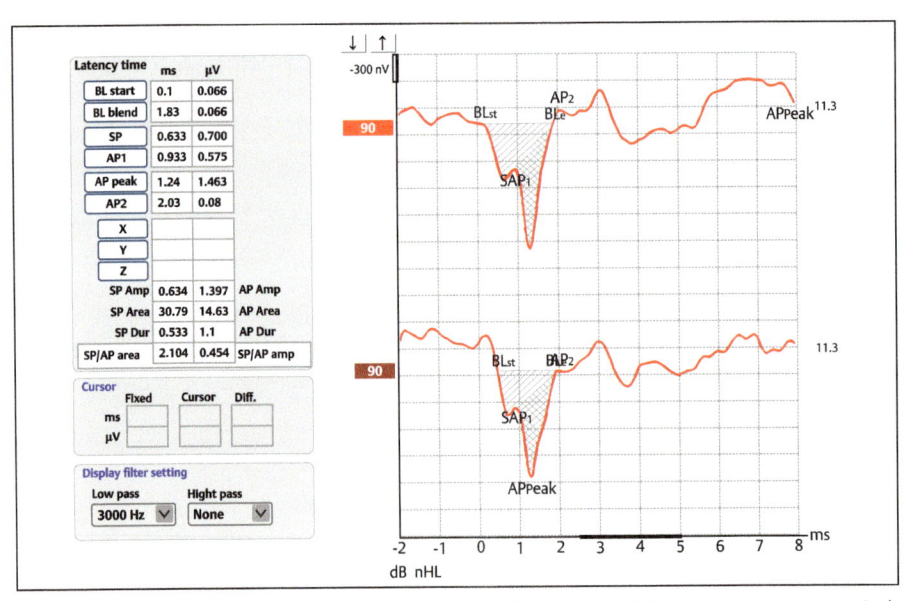

Fig. 7-2. Relação das áreas SP/AP. Note relação de área SP/AP em 2,104 em paciente com possível hidropisia endolinfática à direita. Esse valor está aumentado (normal até 1,671). A relação de amplitude SP/AP em 45,4% também está aumentada.

ELETROCOCLEOGRAFIA

Quadro 7-3. Valores Obtidos em Estudo de Normatização com 100 Adultos Normouvintes (Percentil 5 a 95)

	P5	P10	P25	P50	P75	P90	P95
SP/AP *area ratio*	0,837	0,929	1,083	1,254	1,425	1,579	1,671
SP/AP *amplitude ratio*	0,084	0,114	0,164	0,220	0,276	0,326	0,356
APrar/cond *latency difference*	0,000	0,000	0,061	0,140	0,219	0,290	0,333

Grasel *et al.*, 2017

Já o cálculo da **diferença de latência do AP entre cliques rarefeitos e condensados** será realizado após a obtenção dos traçados e mesmo após liberar-se o paciente (*off-line*). Como o exame é realizado com cliques alternados, a análise baseia-se em traçados obtidos com 500 cliques rarefeitos e 500 cliques condensados. A diferença da latência do AP será considerada alterada quando maior que 0,33 ms (Fig. 7-3).

O nível da perda auditiva influencia a relação SP/AP na perda auditiva maior que 50 dBNA. Existem lesão e perda de células ciliadas, o que determinaria redução da amplitude do AP e, eventualmente, poderia modificar a interpretação dos achados (Fig. 7-4).

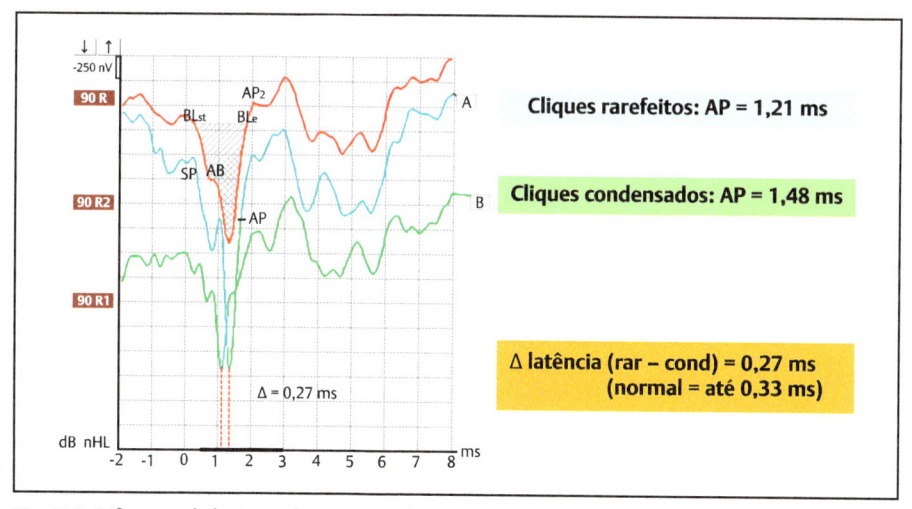

Fig. 7-3. Diferença de latência do AP entre cliques rarefeitos e condensados, normal até 0,33 ms. A análise de cliques rarefeitos e condensados é realizada pelo desmembramento do traçado em polaridade alternada após a realização do exame. Não há necessidade de adquirir esses traçados separadamente.

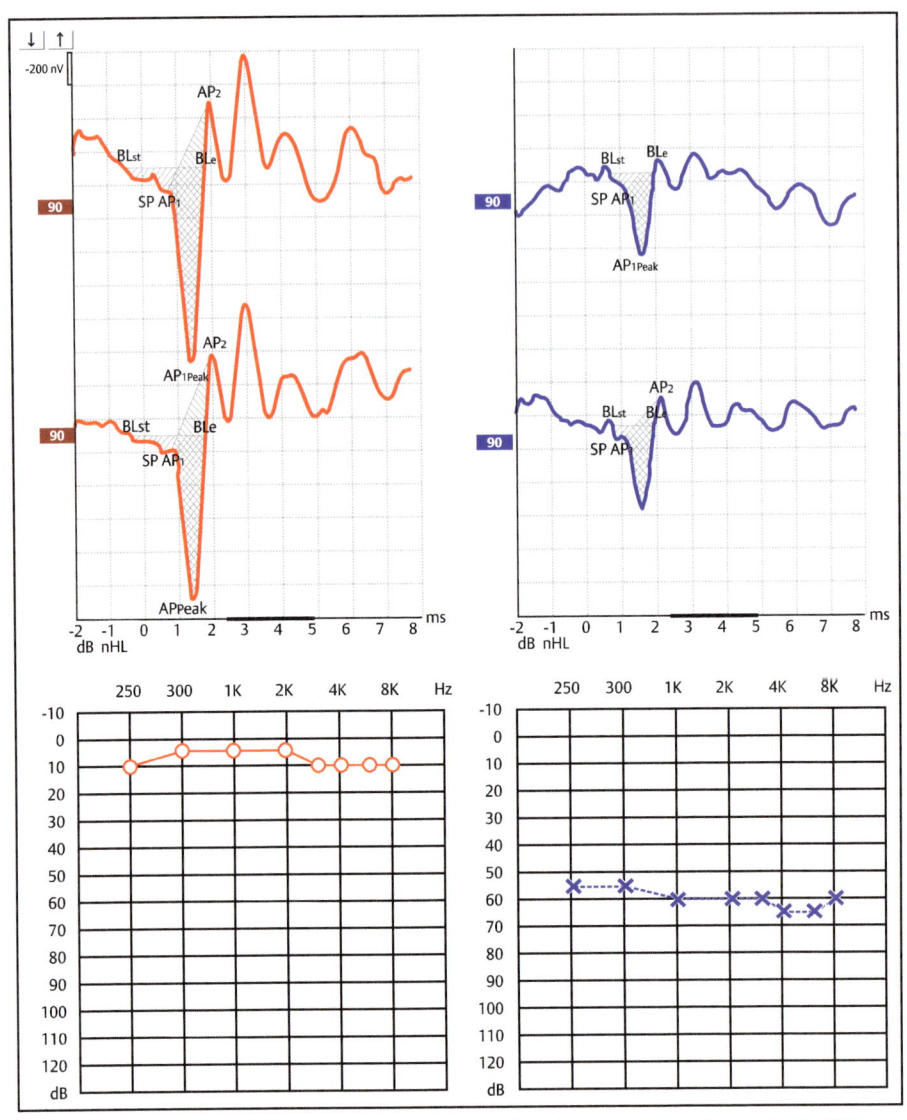

Fig. 7-4. Paciente com perda auditiva neurossensorial plana à esquerda com limiar de 60 dBNA e audiometria tonal normal à direita. Observar a diferença entre a amplitude dos potenciais obtidos entre os dois lados. A lesão das células ciliadas e, consequentemente, a diminuição de número de neurônios que contribuem para a amplitude do AP justificam tal achado à esquerda.

DOENÇAS DO ESPECTRO DA NEUROPATIA AUDITIVA

Nestes pacientes o microfonsimo coclear costuma ser mais proeminente e ter duração prolongada. Após estimulação por clique pode durar de 4 a 6 ms, fato não observado em indivíduos normais, além de mostrar amplitude muito maior que o normal. Para melhor análise da amplitude e morfologia do MC, o *tone burst* é mais indicado que o clique usual (Fig. 7-5). Deve se tomar o cuidado de fazer a pesquisa do MC em pacientes com suspeita de doenças do espectro da neuropatia auditiva com técnica transtimpânica ou timpânica. O clampeamento do fone é recomendado para diferenciar o verdadeiro MC de eventual artefato de estimulação.

Além do microfonismo, é possível avaliar a presença de respostas neurais e pré-neurais. O potencial de ação do nervo coclear é mais fácil de ser pesquisado nas frequências de 1.000 a 4.000 Hz ou no clique. Devemos lembrar que a latência depende da frequência pesquisada: menor para o clique (aprox. 1,5 ms) e maior nas frequências graves (1.000 Hz aprox. 3 ms). Às vezes, pode aparecer uma resposta negativa de grande amplitude com latência inferior a 1,0 ms. Esse fenômeno é denominado de resposta pré-neural e está relacionado à atividade de células ciliadas internas (Fig. 7-6).

Com isso, o exame permite identificar o sítio de lesão em pré-sináptico ou neural, o que pode ser um elemento para decisão de eventual implante coclear.

Eletrococleografia Intracoclear

Recentemente começou-se usar a eletrococleografia como método de avaliar a função coclear durante a cirurgia de implante coclear. A ideia é monitorar a função de células ciliadas pela presença de microfonismo coclear durante a inserção do eletrodo do implante na escala timpânica em pacientes com audição residual. Pode contribuir para uma inserção atraumática do eletrodo do implante e permite monitorar a função das células ciliadas durante e após a cirurgia. Se as respostas estão presentes quando o eletrodo de implante é inserido através da janela redonda, mas desaparecem em seguida, pode orientar o cirurgião a mudar o ângulo de inserção e evitar uma translocação do eletrodo de implante para a escala vestibular (Koka *et al*). O exame é realizado com estimulação acústica por meio de fone de inserção no conduto auditivo externo e as respostas são captadas pelo próprio eletrodo do implante coclear (Fig. 7-7). Atualmente poucos

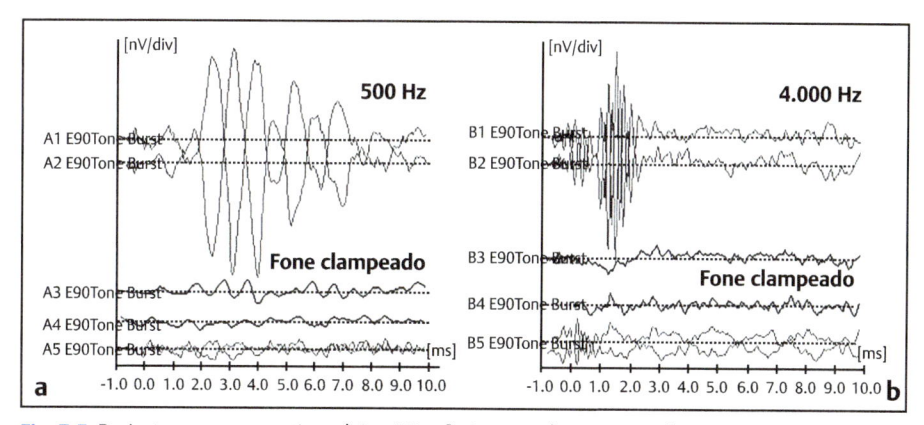

Fig. 7-5. Paciente com neuropatia auditiva. Microfonismo coclear pesquisado com estímulos rarefeitos e condensados por ECoG transtimpânico: microfonismo coclear com *tone burst* (**a**) de 500 Hz e (**b**) 4.000 Hz com amplitude e duração aumentadas. O microfonismo desapareceu com clampeamento do fone (abaixo).

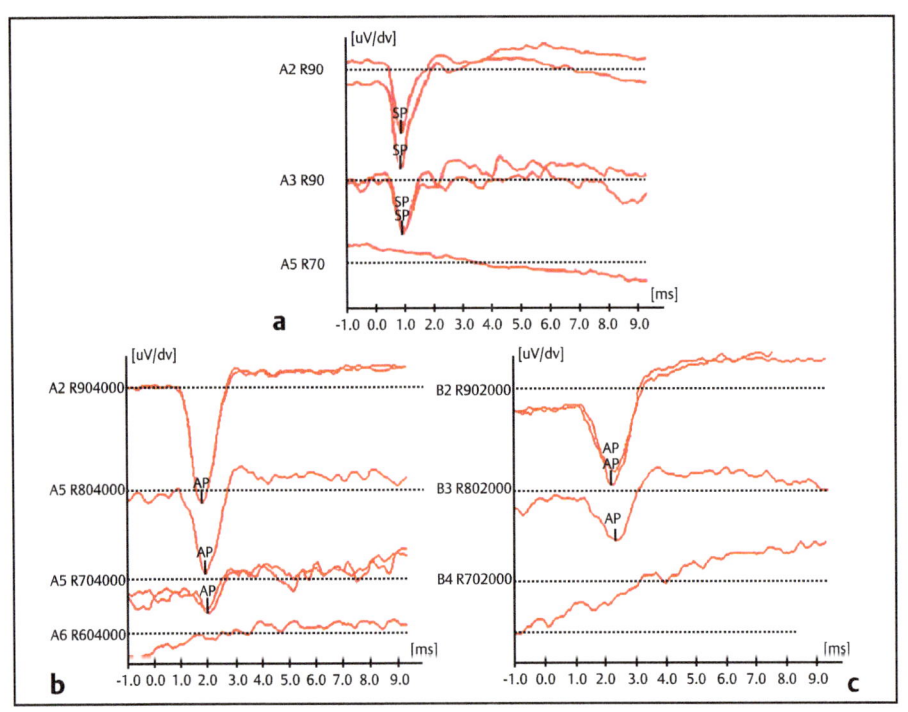

Fig. 7-6. ECoG transtimpânico em paciente com neuropatia auditiva. Respostas da orelha direita mostram: (a) presença de resposta pré-neural aos cliques alternados em 90 dBNA, com latência inferior a 1 ms. (b,c) Nota-se potencial de ação (resposta neural) com morfologia e latência preservada nas frequências de 4.000Hz à esquerda (b) e 2.000 Hz à direita (c).

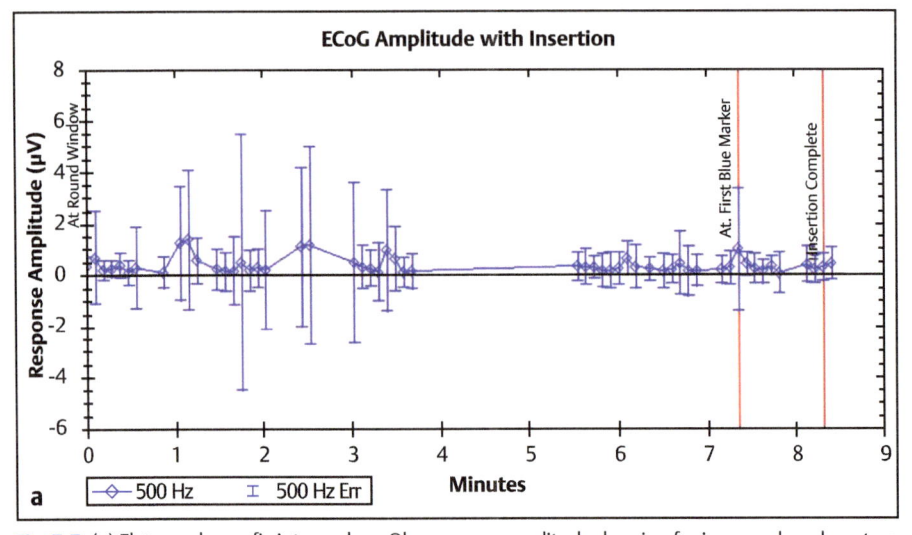

Fig. 7-7. (a) Eletrococleografia intracoclear. Observa-se a amplitude do microfonismo coclear durante a cirurgia do implante coclear quando o eletrodo do implante é inserido na coclea. A inserção é monitorada desde a abertura da janela redonda até a completa inserção do feixe de eletrodos. *(Continua)*

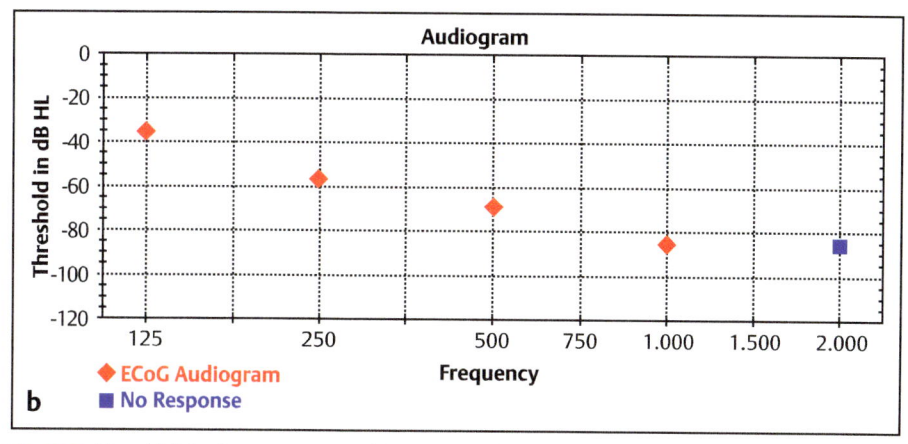

Fig. 7-7. (*Cont.*) (**b**) Audiograma construído por meio das respostas da eletrocleografia intracoclear no final da cirurgia (ECoG audiogram). Esse gráfico é obtido após transformada rápida de Fourier (FFT). Os pontos vermelhos significam respostas presentes e os azuis, ausência de respostas em cada frequência testada. Neste caso, sugerem preservação das frequências de 125 a 1.000 Hz.

fabricantes de implante coclear fornecem o equipamento para esse teste. A indicação, por enquanto, está restrita à pacientes com audição residual. Não é útil para pacientes com perda neurossensorial profunda.

BIBLIOGRAFIA

Al-momani MO, Ferraro JA, Gajewski BJ, Ator G. Improved sensitivity of electrocochleography in the diagnosis of Meniere's disease. Int J Audiol 2009;48(11):811-9.

Baba A, Takasaki K, Tanaka FTsukasaki N, Kumagami H,and Takahashi H. Amplitude and area ratios of summating potential/action potential (SP/AP) in Meniere's disease. Acta Otolaryngol 2009;129(1):25-9.

Devaiah AK, Dawson KL, Ferraro JA, Ator GA. Utility of area curve ratio electrocochleography in early Meniere disease. Arch Otolaryngol Head Neck Surg 2003;129(5):547-51.

Ferraro JA. Electrocochleography: a review of recording approaches, clinical applications, and new findings in adults and children. J Am Acad Audiol 2010;21(3):145-52.

Grasel SS, Beck RMO, Loureiro RCS, et al. Normative data for TM electrocochleography measures. J Otology 2017;12(2):68-73.

Ikino CM, Almeida ER. Summating potential-action potential waveform amplitude and width in the diagnosis of Meniere's disease. Laryngoscope 2006;116(10):1766-9.

Iseli C, Gibson W. A comparison of three methods of using transtympanic electrocochleography for the diagnosis of Meniere's disease: click summating potential measurements, tone burst summating potential amplitude measurements, and biasing of the summating potential using a low frequency tone. Acta Otolaryngol 2010;130(1):95-101.

Koka K, Riggs WJ, Dwyer R, Holder JT, Noble JH, Dawant BM, Ortmann A et al. Intra-cochlear electrocochleography during cochlear implant electrode insertion is predictive of final scalar location. Otol Neurotol 2018;39(8):e654-e659.

Levine S, Margolis RH, Daly KA. Use of electrocochleography in the diagnosis of Meniere's disease. Laryngoscope 1998;108(7):993-1000.

Margolis RH, D, Fournier EM, Levine SE. Tympanic electrocochleography for diagnosis of Meniere's disease. Arch Otolaryngol Head Neck Surg 1995;121(1):44-55.

McMahon CM, Patuzzi RB, Gibson WP, Sanli H. Frequency-specific electrocochleography indicates that presynaptic and postsynaptic mechanisms of auditory neuropathy exist. Ear Hear 2008 Jun;29(3):314-25.

Pou AM, Hirsch BE, Durrant JD, Gold SR, Kamerer DB. The efficacy of tympanic electrocochleography in the diagnosis of endolymphatic hydrops. Am J Otol 1996;17(4):607-11.

Riggs WJ, Dwyer RT, Holder JT, Mattingly JK, Ortmann A, Noble JH, Dawant BM et al. Intracochlear electrocochleography: Influence of scalar position of the cochlear implant electrode on postinsertion results. Otol Neurotol 2019;40(5):e503-e510.

Santarelli R, Arslan E. Electrocochleography in auditory neuropathy. Hear Res 2002;170(1-2):32-47.

Santarelli R, Starr A, H. J. Michalewski HJ, Arslan E. Neural and receptor cochlear potentials obtained by transtympanic electrocochleography in auditory neuropathy. Clin Neurophysiol 2008;119(5):1028-41.

POTENCIAL EVOCADO MIOGÊNICO VESTIBULAR – VEMP

CAPÍTULO 8

Karen de Carvalho Lopes

INTRODUÇÃO

O sistema vestibular, cujas aferências primárias estão localizadas nos órgãos sensoriais do labirinto posterior, três cristas ampulares e duas máculas transmitem aos núcleos vestibulares, no tronco encefálico, informações sobre a posição e movimentação da cabeça. Após a interação com as informações advindas da visão e da propriocepção, são deflagradas repostas motoras reflexas, com o objetivo de manter o equilíbrio corporal. Os principais reflexos vestibulares são o vestíbulo-ocular (RVO) e o vestibuloespinal (RVE).

O RVO é responsável pela estabilização do campo visual; o movimento da cabeça gera um deslocamento, em sentido contrário, do globo ocular, proporcionando a estabilização da imagem na retina e visão nítida, enquanto a cabeça está em movimento. Existe, portanto, comunicação entre os órgãos sensoriais vestibulares e a musculatura extrínseca dos olhos. As principais estruturas envolvidas neste circuito são os nervos vestibulares superior e o inferior, núcleos vestibulares, fascículo longitudinal medial, núcleos e nervos oculomotor (III), troclear (IV) e abducente (VI).

O RVE é responsável pelo controle postural; por meio de movimentos corpóreos de compensação, mantém a estabilidade cefálica e postural. Existe, portanto, comunicação entre os órgãos sensoriais vestibulares e a musculatura do pescoço e do esqueleto axial. As principais estruturas envolvidas neste circuito são o nervo vestibular superior e o inferior, núcleos vestibulares, trato vestibuloespinal medial e trato vestibuloespinal lateral e os motoneurônios da medula espinal.

O potencial evocado vestibular miogênico, conhecido como VEMP, é um exame eletrofisiológico que avalia, em termos funcionais, o sistema vestibular. O VEMP cervical (cVEMP) é considerado uma manifestação eletrofisiológica do reflexo vestibulocólico, parte do RVE. O VEMP ocular (oVEMP), avalia a integridade funcional do RVO. Ambos os VEMPs avaliam o arco reflexo deflagrado após a estimulação do labirinto posterior, especificamente as máculas sacular e utricular.

Estudos baseados em evidências anatomofisiológicas, sugerem que o oVEMP, representa um reflexo contralateral excitatório, reflita as respostas excitatórias predominantemente de origem utricular. Outras teorias sugerem a combinação das respostas sacular e utricular, dependendo das características do estímulo utilizado. Registros, realizados simultaneamente com agulhas e eletrodos de superfície, identificaram o músculo oblíquo inferior como a principal origem do oVEMP. O oVEMP é portanto uma resposta utrículo-ocular, contralateral, ascendente e excitatória.

Em relação ao cVEMP, a discussão sobre sua origem é menos controversa. É desencadeado, predominantemente, por estimulação sacular. Representa uma alteração transitória na atividade muscular cervical, caracterizada por uma modulação inibitória ipsilateral na contração muscular de fundo. As estruturas envolvidas neste arco reflexo são: sáculo, nervo vestibular inferior, núcleos vestibulares, trato vestibuloespinal medial, núcleo e nervo acessório, e motoneurônios do músculo esternocleidomastóideo. O cVEMP é portanto uma resposta sáculo-cólica ipsilateral, descendente e inibitória.

INDICAÇÕES CLÍNICAS

Os VEMPs possibilitam a avaliação da integridade funcional das estruturas e das vias envolvidas nos reflexos vestibulocólico e RVO. São utilizados, na prática clínica, para a complementação da avaliação nos pacientes com queixas otoneurológicas.

O cVEMP, na estimulação por via aérea, está tipicamente ausente ou com amplitude reduzida nas perdas auditivas condutivas, em decorrência da atenuação do som transmitido para a orelha interna.

As alterações encontradas variam de acordo com a doença e grau de comprometimento funcional das estruturas acometidas. Amplitude anormalmente aumentada e limiar reduzido sugerem, com alta sensibilidade e especificidade, a presença do efeito de terceira janela, mais comumente a síndrome da deiscência do canal semicircular superior. Os VEMPs, cVEMP e oVEMP, são indicativos do aumento patológico da sensibilidade a sons do sistema vestibular.

No cVEMP, amplitude reduzida ou ausência de resposta já foi relatada em pacientes com doença de Ménière, schwannoma vestibular e neurite vestibular. Uma resposta atenuada ou ausente sugere envolvimento sacular e/ou do nervo vestibular inferior. É relatado também o aumento da amplitude do oVEMP quando realizado durante a crise da doença de Ménière, quando comparado com o período intercrise nos mesmos pacientes.

Autores relatam VEMP alterado em até 80% dos pacientes com schwannoma vestibular, o achado mais frequente é a ausência de resposta. Embora o VEMP possa fornecer informações úteis para o diagnóstico do schwannoma, não é indicado usá-lo isoladamente para documentar a origem no nervo.

A presença ou ausência do cVEMP poderia ser fator preditivo para a ocorrência de vertigem posicional paroxística benigna (VPPB) subsequente à neurite vestibular. Se cVEMP ausente no episódio da neurite, é pouco provável que o paciente desenvolva VPPB consequente à neurite.

Na surdez súbita, alguns autores relatam que cVEMP normal está relacionado a melhor prognóstico para recuperação da audição. No entanto, em casos de surdez súbita de origem vascular, a lesão pode ser mais extensa e envolver, além da cóclea, também estruturas vestibulares. Nesses casos, a ausência de cVEMP indicaria comprometimento sacular ou do nervo vestibular inferior e, geralmente, está associada a pior prognóstico auditivo.

Apesar dos VEMPs serem amplamente utilizados para avaliar a função dos órgãos otolíticos e nervos vestibulares, este exame permite também a avaliação das vias centrais envolvidas no reflexo vestibular ocular e no espinal. Assim também de vias cerebelares, as quais participam na modulação dos sinais otolíticos. Portanto, por causa da possibilidade de envolvimento dos fascículos e núcleos vestibulares e suas eferências e do cerebelo, que estão envolvidos na transmissão e processamento de sinais vestibulares, lesões vestibulares centrais podem comprometer as respostas ao longo das vias descendentes (cVEMP) e das vias ascendentes (oVEMP) no tronco encefálico.

A associação dos VEMPs com outros testes otoneurológicos tem-se mostrado útil para detectar a extensão do comprometimento, ampliar o diagnóstico funcional, auxiliar no topodiagnóstico e prognóstico da lesão.

PARÂMETROS TÉCNICOS E DO ESTÍMULO

Os seguintes parâmetros são sugeridos para a obtenção de respostas confiáveis e replicáveis para o cVEMP (Quadros 8-1 e 8-2) e oVEMP (Quadro 8-3 e 8-4), podendo, entretanto, existir variações, dependendo do protocolo e equipamento utilizado em cada serviço.

Uma estratégia sugerida por este manual, de acordo com o *International Guidelines* de 2014, sobre a realização da pesquisa do limiar (Quadro 8-1*) é realizar as primeiras corridas com a intensidade máxima necessária para a aquisição do potencial bifásico e, na sequência, realizar uma corrida com 70 dBNA. Em condições eletrofisiológicas normais da orelha interna, em 70 dBNA, não aparecem respostas; caso existam, então será necessário encontrar o limiar, abaixando a intensidade de 10-10 dBNA e subindo 5 dBNA para confirmação da resposta. Esta é uma estratégia que visa agilizar do tempo de realização do exame e diminuir o tempo de exposição do paciente a ruídos intensos sem, entretanto, diminuir a sensibilidade do teste.

Quadro 8-1. Características do Estímulo Sonoro Utilizado na Pesquisa do cVEMP

Características do estímulo	
Estímulo sonoro	Tone burst
Frequência	500 Hz
Duração	Blackman: • Plateau: 0,0 • Rise/fall: 1,50 ms
Polaridade	Rarefeita
Ritmo de apresentação (*Rate*)	4,3 a 5,10 estímulos por segundo
Intensidade	95 dBNA seguidos de pesquisa de limiar*

*Ver texto.

Quadro 8-2. Parâmetros Técnicos de Aquisição do cVEMP

Parâmetros técnicos	
Transdutor	Fones de inserção
Janela de análise	53,3 ms
Número de promediação	150 a 200 estímulos por aquisição
Ganho	5.000
Filtro passa-alta	10 Hz
Filtro passa-baixa	1.500 Hz

Quadro 8-3. Características do Estímulo Sonoro Utilizado na Pesquisa do oVEMP

Características do estímulo	
Estímulo sonoro	Tone burst
Frequência	500 Hz
Duração	Blackman: • Plateau: 0,0 • Rise/fall: 1,50 ms
Polaridade	Alternada
Ritmo de apresentação (*Rate*)	4,3 a 5,10 estímulos por segundo
Intensidade	95 dBNA

Quadro 8-4. Parâmetros Técnicos de Aquisição do oVEMP

Parâmetros técnicos	
Transdutor	Fones de inserção
Janela de análise	53,3 ms
Número de promediação	150 a 200 estímulos por aquisição
Ganho	100.000
Filtro passa-alta	10 Hz
Filtro passa-baixa	1.500 Hz

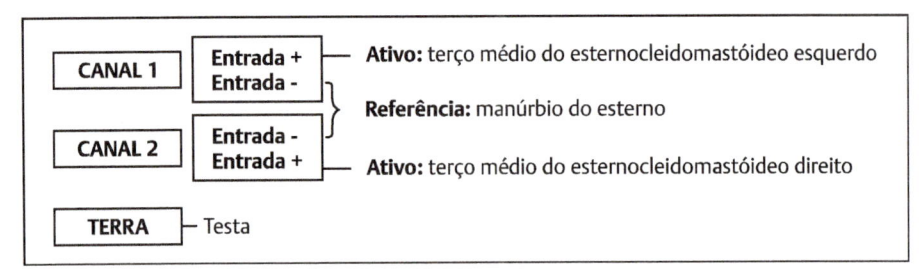

```
┌─────────────────────────────────────────────────────────────┐
│  ┌─────────┐  ┌──Entrada +──┐  Ativo: terço médio do esternocleidomastóideo esquerdo
│  │ CANAL 1 │──┤  Entrada -  │
│  └─────────┘  └─────────────┘  ⎫ Referência: manúrbio do esterno
│  ┌─────────┐  ┌──Entrada -──┐  ⎭
│  │ CANAL 2 │──┤  Entrada +  │  Ativo: terço médio do esternocleidomastóideo direito
│  └─────────┘  └─────────────┘
│  ┌─────────┐
│  │  TERRA  │── Testa
│  └─────────┘
└─────────────────────────────────────────────────────────────┘
```

Fig. 8-1. Montagem em dois canais para realização do cVEMP.

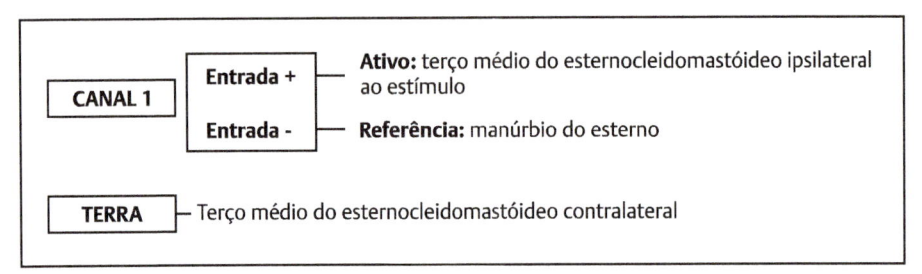

```
┌─────────────────────────────────────────────────────────────┐
│  ┌─────────┐  ┌──Entrada +──┐  Ativo: terço médio do esternocleidomastóideo ipsilateral
│  │ CANAL 1 │──┤             │  ao estímulo
│  └─────────┘  └──Entrada -──┘  Referência: manúrbio do esterno
│
│  ┌─────────┐
│  │  TERRA  │── Terço médio do esternocleidomastóideo contralateral
│  └─────────┘
└─────────────────────────────────────────────────────────────┘
```

Fig. 8-2. Montagem em um canal para realização do cVEMP.

Montagem dos Eletrodos

Os VEMPs podem ser realizados utilizando-se um ou dois canais. Importante lembrar que é fundamental verificar, no manual do equipamento de potencial evocado, como o aparelho está habilitado a funcionar. Alguns protocolos devem ser realizados utilizando-se apenas um canal, e alguns equipamentos incluem a colocação de eletrodos extras, para o controle da atividade eletromiográfica. Seguem exemplos para a montagem do cVEMP nas Figs. 8-1 e 8-2.

Posição do Paciente

A contração do músculo esternocleidomastóideo é essencial para o registro do cVEMP. Dois métodos são validados, na literatura, para a referida contração muscular.

- *Método da elevação:* com o paciente em decúbito dorsal horizontal, é solicitado que eleve a cabeça da maca e sustente essa posição durante a aquisição da resposta. Possibilita contração bilateral simultânea, porém a monitoração da atividade eletromiográfica é difícil.
- *Método da rotação:* com o paciente sentado, é solicitado que gire o pescoço para o lado contrário ao da estimulação sonora; uma dica é pedir para o paciente tentar encostar o queixo no ombro. O paciente deve manter a rotação durante a aquisição da resposta. Possibilita contração unilateral com registro da atividade eletromiográfica, utilizada para cálculo da correção da resposta obtida (Fig. 8-3).

Para a realização do oVEMP, o protocolo mais utilizado é com dois canais, sendo os eletrodos ativos posicionados na região infraorbitária e, logo abaixo destes, os eletrodos referência; o terra pode ser posicionado na testa (Fig. 8-4).

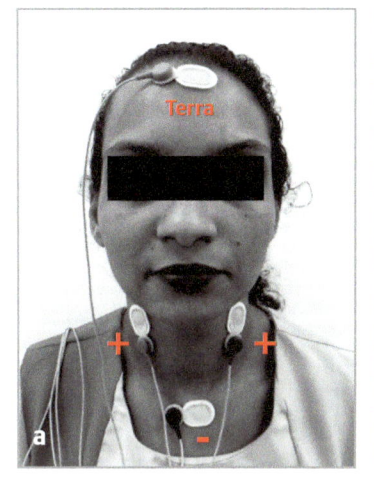

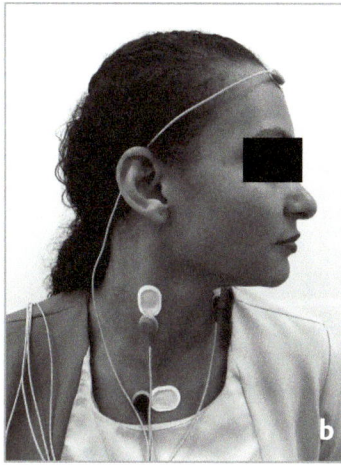

Fig. 8-3. (a) Paciente posicionada com a montagem dos eletrodos para a realização do VEMP cervical. (b) Paciente em posição para a realização do cVEMP à direita, com torção cervical à esquerda.

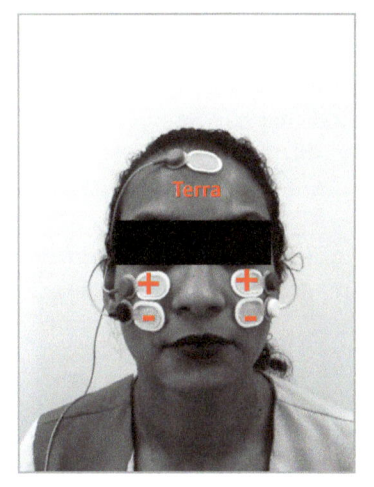

Fig. 8-4. Paciente posicionada com a montagem dos eletrodos para a realização do VEMP ocular. A manutenção do olhar para cima é a posição necessária para a realização do VEMP ocular.

Controle da Contração Muscular

Já é conhecido que a amplitude do cVEMP é diretamente correlacionada com a magnitude da atividade tônica eletromiográfica (EMG), da qual o potencial evocado é extraído. Portanto, se a EMG não é controlada, não se pode determinar se a assimetria do cVEMP ocorre por comprometimento unilateral do órgão vestibular ou por assimetria da atividade eletromiográfica.

Alguns métodos estão descritos na literatura para controle da atividade EMG durante a aquisição de resposta: registro e mensuração da eletromiografia com eletrodos de superfície, utilização do esfigmomanômetro, automonitoramento pelo paciente (*biofeedback*), utilização do *software* de retificação da resposta, aplicação de técnicas matemáticas para neutralizar o efeito da assimetria da atividade muscular no VEMP (índice de assimetria normalizado). Os três últimos métodos descritos anteriormente já estão disponíveis no mercado e fazem parte das versões mais atualizadas do *software* do VEMP, utilizados para o VEMP cervical.

O VEMP retificado consiste em um método no qual a atividade tônica eletromiográfica que ocorre imediatamente antes a cada estimulação sonora é usada para a normalização das respostas do VEMP.

Portanto, quando se pesquisa o VEMP, o ideal é ter algum recurso que possibilite o controle do grau de contração muscular entre os músculos direito e esquerdo. Deste modo, consegue-se afastar a possibilidade da diferença das amplitudes entre os lados ser apenas decorrente de um dos músculos estar mais tenso ou mais contraído do que o outro durante o teste.

INTERPRETAÇÃO DO EXAME
Parâmetros de Análise – VEMP Cervical

A resposta consiste em um complexo bifásico, com o primeiro pico positivo, p13 (P1), seguido de um pico negativo, n23 (N1). Cabe ressaltar que, dependendo da montagem usada, o primeiro pico pode estar direcionado para baixo.

São analisados os critérios: presença e reprodutibilidade dos componentes, latência de p13 e n23, interamplitude p13-n23, índice de assimetria (IA) (Fig. 8-5). A pesquisa do limiar, a menor intensidade sonora na qual aparecem respostas reprodutíveis, é realizada em algumas situações (Figs. 8-6 e 8-7).

A simetria das amplitudes direita-esquerda é tipicamente o parâmetro mais valorizado, entretanto devemos ressaltar que a amplitude é afetada por dois fatores principais, em adição à integridade das vias saculocólicas: intensidade do estímulo sonoro e grau de contração muscular.

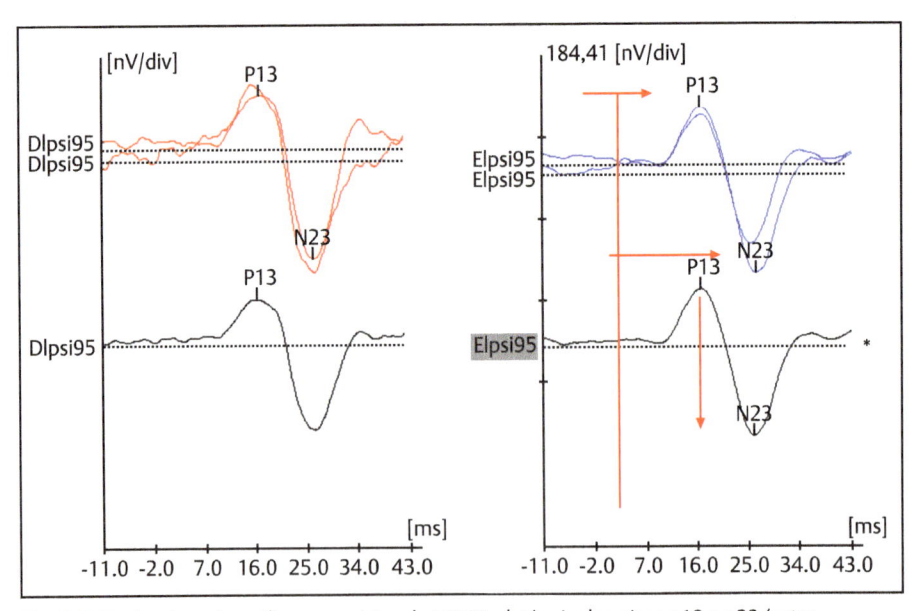

Fig. 8-5. Parâmetros de análise no registro do VEMPc: latência dos picos p13 e n23 (setas horizontais) e interamplitude p13-n23/ P1-N1(seta vertical).

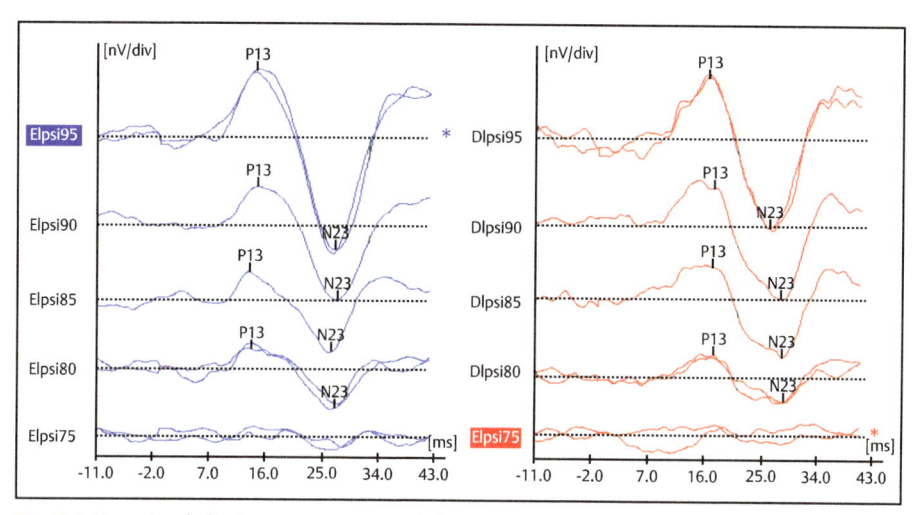

Fig. 8-6. Pesquisa do limiar, a menor intensidade sonora na qual aparecem respostas reprodutíveis, realizada bilateralmente (80 dBNA à direita e esquerda).

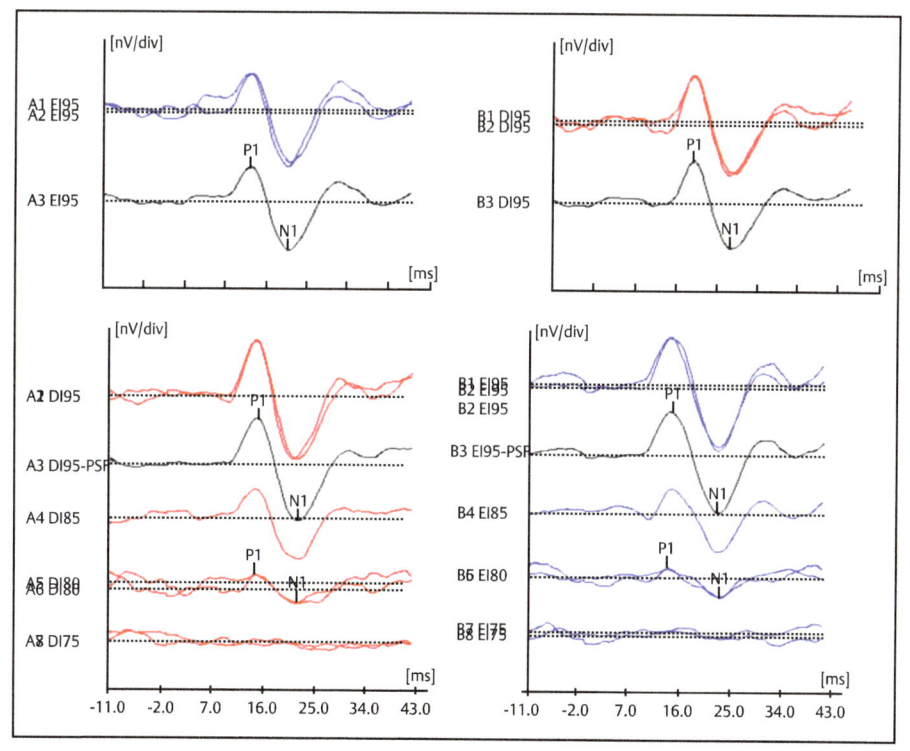

Fig. 8-7. VEMPc: inicialmente realizado o registro com a maior intensidade, para a marcação e mensuração dos parâmetros de análise (latência e interamplitude) e posterior pesquisa do limiar (em 80 dBNA, bilateralmente).

A medida das latências dos picos p13 e n23 provê informações sobre o tempo de condução central nas vias do reflexo vestibulocólico. A interamplitude e o índice de assimetria são os parâmetros que mais comumente se alteram na população com disfunção vestibular periférica.

É fortemente recomendado que cada serviço estabeleça seus próprios valores de referência, na população local, de acordo com o protocolo adotado. Caso opte-se por utilizar valores de normalidade de outra instituição, é recomendado que os mesmos parâmetros de registro e estímulo sonoro sejam utilizados.

Parâmetros de Análise – VEMP Ocular

A resposta também consiste em um complexo bifásico, sendo o primeiro pico negativo, n10 (N1), seguido de um pico positivo, p16 (P1) (Fig. 8-8). Cabe ressaltar, de forma semelhante ao cVEMP, que, dependendo da montagem usada, o primeiro pico pode estar direcionado para cima.

São analisados os critérios: presença e reprodutibilidade dos componentes, latência de n10 e p16, interamplitude n10-p16 (N1-P1), índice de assimetria. A pesquisa do limiar, também, pode ser realizada, principalmente quando se suspeita da presença do efeito na terceira janela, como nos casos de deiscência do canal semicircular superior (Fig. 8-9).

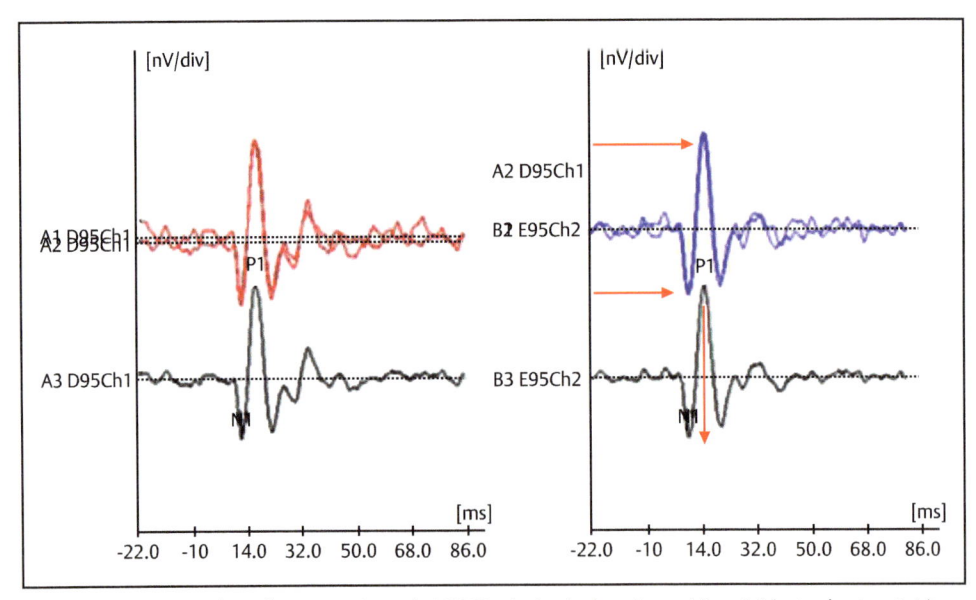

Fig. 8-8. Parâmetros de análise no registro do VEMPo: latência dos picos n10 e p16 (setas horizontais) e interamplitude p13-n23/N1-P1 (seta vertical).

POTENCIAL EVOCADO MIOGÊNICO VESTIBULAR – VEMP

Deiscência do canal semicircular superior à direita

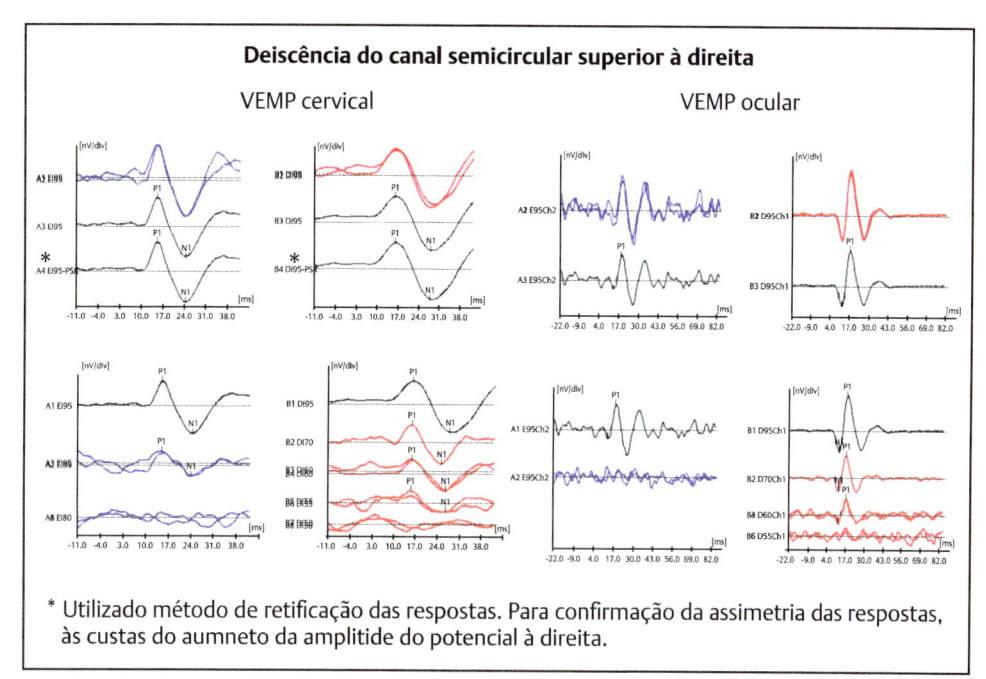

VEMP cervical — VEMP ocular

* Utilizado método de retificação das respostas. Para confirmação da assimetria das respostas, às custas do aumneto da amplitide do potencial à direita.

Fig. 8-9. Exemplo de registro do VEMPc e VEMPo em paciente com deiscência do canal semicircular superior à direita. Observa-se assimetria entre a interamplitude dos potenciais bifásicos direito e esquerdo (IA: 67%, no VEMPc) e rebaixamento do limiar à direita (55 dB no VEMPc e 60 dB no VEMPo).

BIBLIOGRAFIA

British Society of Audiology Balance Interest Group. Performing Cervical Vestibular Evoked Myogenic Potential Measurements. Br Society of Audiol 2012.

Kim KW, Jung JY, Lee JH, Suh M-W. Capacity of rectified vestibular evoked myogenic potential in correcting asymmetric muscle contraction power. CEO 2013;6(4):209-13.

Lee KJ, Kim MS, Son EJ, Bang JH, Kang JG. The usefulness of rectified VEMP. CEO 2008;1(3):143-7.

McCaslin DL, Fowler A, Jacobson GP. Amplitude normalization reduces cervical vestibular evoked myogenic potential (cVEMP). Amplitude asummetries in normal subjects: proof of concept. J Am Acad Audiol 2014;25:268-77.

Oh SY, Kim HJ, Kim JS. Vestibular-evoked myogenic potentials in central vestibular disorders. J Neurol 2016;263:210-20.

Papathanasiou ES, Murofushi T, Akin FW, Colebatch JG. International guidelines for the clinical application of cervical vestibular evoked myogenic potentials: an expert consensus report. Clin Neurophysiol 2014;125:658-66.

Rosengren SM, Colebatch JG, Young AS, Govender S, Welgampola. Vestibular evoked myogenic potentials in practice: Methods, pitfalls and clinical applications. Clin Neurophysiol Practice 4. 2019:47-68.

Rosengren SM. Effects of muscle contraction on cervical vestibular evoked myogenic potentials in normal subjects. Clin Neurophysiol 2015.

Venhovens J, Meulstee J, Verhagen WIW. Vestibular evoked myogenic potentials (VEMPs) in central neurological disorders. Clin Neurophysiol 2015.

POTENCIAIS DE MÉDIA LATÊNCIA

Roberto Beck
Signe Grasel

Diferentemente dos potenciais de curta latência, os potenciais de média latência (10 a 80 ms após o estímulo) são influenciados pelo estado de alerta do indivíduo. Os componentes mais consistentes são: Na, uma deflexão negativa cerca de 18 ms após o estímulo, que é seguida pela onda positiva com maior amplitude, Pa (30 ms), e pelos componentes Nb (40 ms) e Pb (50 ms) (Fig. 9-1). As latências desses componentes, assim como a forma do complexo Na-Pa, são estudadas e analisadas em pesquisas clínicas. Participam das respostas múltiplos sítios geradores, como corpo geniculado medial, formação reticular, tálamo, trato talamocortical e córtex auditivo. A medida das amplitudes pode ser mais sensível que as latências. Quando se comparam as respostas obtidas em ambos os hemisférios e se constata diferença significativa de amplitudes ou até ausência de respostas em um hemisfério, pode ser sinal de disfunção auditiva central.[1]

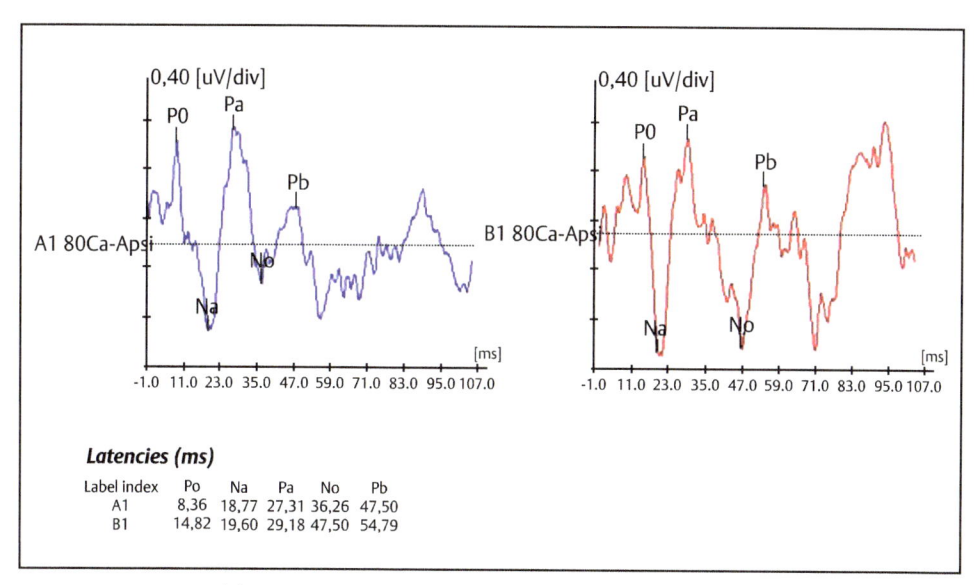

Fig. 9-1. Exame normal de potencial de média latência. Ondas replicadas bilateralmente: identificação de todos os componentes (P0, Na, Pa, Nb, Pb) com a amplitude e latências preservadas.

Podem ser usados para estudar o limiar eletrofisiológico até em simuladores, analisar a integridade das vias auditivas, as alterações do processamento auditivo ou, ainda, as condições neurológicas, como esclerose múltipla, tumores cerebrais, epilepsia, traumatismo cranioencefálico, ou como avaliação objetiva da profundidade anestésica durante cirurgias.[2,3]

Os parâmetros e montagem estão descritos no Quadro 9-1 e Figura 9-2.

Quadro 9-1. Parâmetros e Montagem

Número de canais	1
Configuração de eletrodos (Fig. 9-2)	Positivo (não invertido) – Cz ou C3/C4 Negativo (invertido) – lóbulo da orelha testada Terra – lóbulo da orelha contralateral
Filtros	0 a 2.000 Hz
Janela de análise	100 ms
Número de estímulos	≥ 1.000/traçado
Tipo de fone	Inserção ER-3A/casco TDH
Tipo de estímulo	Clique ou *tone burst* de 500 Hz
Polaridade	Alternada
Duração do estímulo	100 microssegundos/*tone burst*: rise/fall 2 ciclos e platô 10 ms
Taxa de repetição	7/segundo
Intensidade de início	80 dBNA

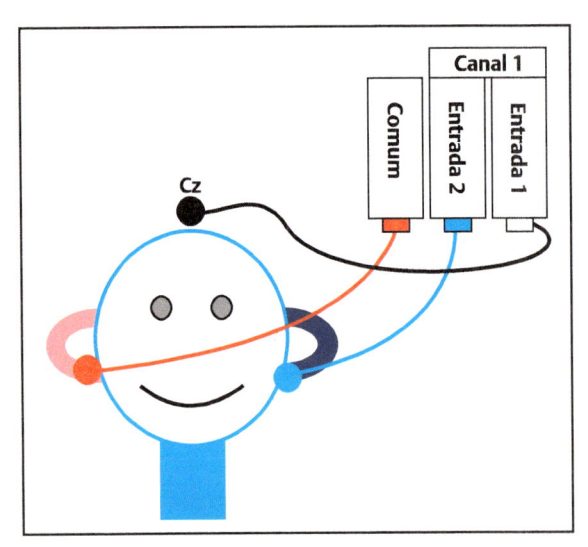

Fig. 9-2. Montagem para exame de média latência.

REFERÊNCIAS BIBLIOGRÁFICAS

1. Musiek FE, Lee WW. Perspectivas atuais em avaliação auditiva. In: Potenciais auditivos de média e longa latência. São Paulo: Manole; 2001. p. 239-67.
2. Picton TW, Alain C, Woods DL, et al. Intracerebral sources of human auditory-evoked potentials. Audiol Neurotol 1999;4:64-79.
3. Musiek F, Nagle S. The middle latency response: A review of findings in various central nervous system lesions. J Am Acad Audiolo 2018:29:855-67.

P300

CAPÍTULO 10

Pedro Luis Cóser

A pesquisa do P300 auditivo, no âmbito da otorrinolaringologia, pode ser indicada na avaliação do processamento auditivo central em idosos candidatos ao uso de próteses auditivas, em indivíduos com dificuldade na compreensão da fala, sem que o seu audiograma a justifique, e em crianças com dificuldade de aprendizagem.

Na Neurologia e Psiquiatria, presta-se para a avaliação de capacidade cognitiva (discriminação de características do som, processamento auditivo temporal, atenção e memória) em supostos portadores de encefalopatias degenerativas e de algumas condições psiquiátricas.

O P300 é gerado em múltiplas áreas corticais e subcorticais. Halgren *et al.*, estudando pacientes com eletrodos implantados no encéfalo durante cirurgias de eplilepsia, determinaram que o hipocampo, o giro para-hipocampal, a amígdala, partes do lobo frontal, lobo parietal e a junção parietoccipital estão envolvidos na sua geração. Outros investigadores incluíram, também, o tálamo, o córtex auditivo e as áreas corticais parietotemporais.

Existem dois tipos de P300. O P300a que é gerado de forma passiva sem que a pessoa tenha que prestar atenção ao estímulo, apresentado de forma pseudoaleatória, e o P300b que requer a atenção voluntária a esse estímulo. Este último é o mais usado clinicamente e referido como P300.

A avaliação do P300 é a forma objetiva de quantificar os distúrbios do processamento auditivo central e acompanhar os resultados do tratamento desses distúrbios. Pode ser utilizado como marcador eletrofisiológico em casos de encefalopatias e algumas doenças psiquiátricas.

Pode-se tornar a única forma de ter uma informação sobre o processamento auditivo central em casos onde os testes comportamentais não são possíveis de ser realizados.

O exame é feito com eletrodos de superfície posicionados sobre a cabeça após minuciosa limpeza da pele, que resulte em uma impedância inferior a 3 KOhm. O "ativo" é colocado no vértex, Pz ou Fz; "referência," na mastoide ou lóbulo da orelha; e "terra," na região central da testa.

O estímulo auditivo mais usado consta de sons "raros" apresentados, 20% das vezes, de forma pseudoaleatória, gerando uma resposta armazenada em uma memória. São misturados com estímulos "frequentes" apresentados 80% das vezes, gerando respostas em outra memória. Eles são apresentados na taxa de 0,8 pps.

Outra forma de gerar o P300 é com a apresentação exclusiva do tom raro (onde o tom frequente é substituído por silêncio). Nessa forma, não é necessário ter dois canais para promediar as respostas e fica mais fácil de aplicar o teste em crianças menores.

O paciente, descansado (de preferência pela manhã), deve estar confortavelmente sentado (nunca deitado), com olhar fixo em um alvo na parede (piscando o mínimo possível e evitando movimentar os olhos). Depois de treinado no reconhecimento do estímulo raro e frequente, deve executar a tarefa de contar (preferível) ou sinalizar de alguma forma a ocorrência dos estímulos raros apresentados. Os estímulos raros devem ser apresentados em um número mínimo de 20 vezes e máximo de 60 vezes. A promediação deve ser interrompida assim que uma resposta clara for identificada.

Classicamente, as respostas são filtradas de 1 a 30 Hz, porém estudos mais recentes sugerem passa-alta de 0,01 Hz e passa-baixa de 50 ou até mesmo 100 Hz. É recomendado o uso de uma janela de 1.100 ms, sendo 100 ms de análise anterior a apresentação do estímulo. Devem-se evitar janelas menores, se possível, pois a latência do P300 pode variar de 250 a 700 ms. O filtro *notch* deve ser desativado.

Na prática clínica, o estímulo sonoro mais utilizado como raro é um *tone burst* de 2.000 Hz com 10 ms de tempo de subida e de descida, com 50 ms de tempo de platô. Como estímulo frequente, o *tone burst* de 1.000 Hz, como as mesmas durações, é o mais utilizado. Os dois estímulos são apresentados na mesma intensidade de 80 dBNA ou mais, se o paciente não conseguir ouvir claramente em 80 dBNA (quando existe perda auditiva detectada no audiograma). Os estímulos são apresentados de forma binaural simultânea e repetidos, pelo menos uma vez, para verificar se têm reprodutibilidade. No caso de se optar por fazer estímulos monoaurais, a verificação de reprodutibilidade deve sempre ser feita e o resultado só pode ser considerado como definitivo, na mesma sessão de avaliação, se as respostas forem normais dos dois lados ou se forem alteradas apenas no primeiro lado examinado; caso contrário, o segundo lado deve ser avaliado novamente em outra sessão, com o paciente descansado, para confirmar a alteração unilateral.

Estímulos com sílabas (e outros tipos de som de fala) também podem ser empregados em lugar de tons puros.

A resposta obtida é formada pelos picos P1, N1 e P2, tanto em resposta aos estímulos raros como aos frequentes, e pelos picos N2 e P3 (P300), apenas em resposta ao estímulo raro.

A latência é maior na criança e chega a seu valor menor ao redor de 18 anos de idade, passando a aumentar a partir de então.

A latência é marcada no pico positivo que surge após a onda P2 no canal que registra a resposta aos estímulos raros, quando ele é único. Caso haja mais de um pico, recomenda-se que a latência seja medida no ponto onde se cruzam linhas que se projetam para cima a partir da parte ascendente e da parte descendente do início e do fim da resposta.

A amplitude varia muito e não é considerado um bom indicador para detectar anormalidades nas respostas.

Na Figura 10-1, observam-se respostas normais obtidas com tons puros em um indivíduo de 32 anos de idade e, na Figura 10-2, respostas anormais em um indivíduo de 75 anos de idade.

Na Figura 10-1, o primeiro traço resulta de 60 estímulos raros (2.000 Hz) apresentados binauralmente a 80 dB BNA de intensidade. O segundo resulta de 240 estímulos frequentes (1.000 Hz). O terceiro é a subtração dos dois traços tornando bem evidente o P300 com 295 ms de latência.

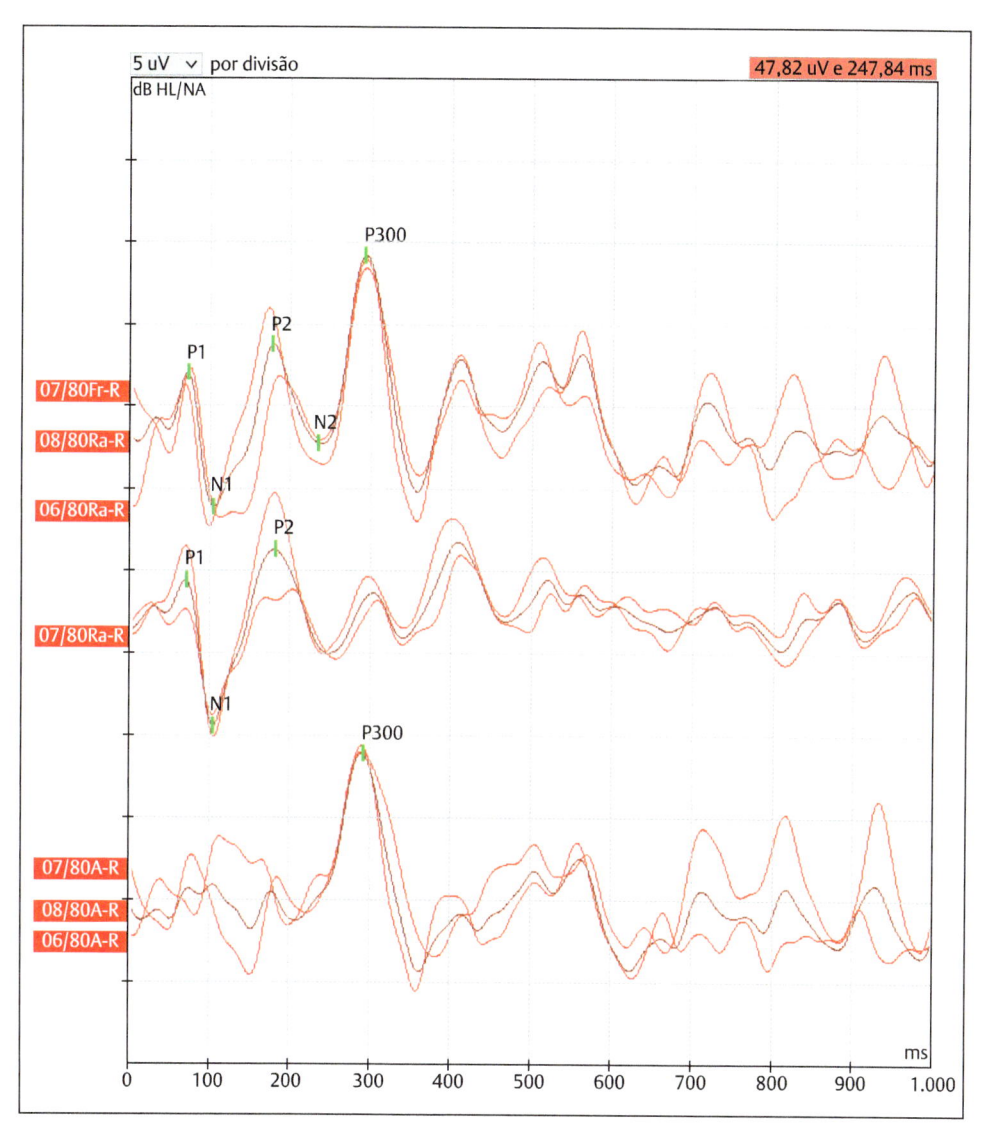

Fig. 10-1. Resposta normal obtida em paciente de 32 anos de idade.

Na Figura 10-2, o primeiro traço resulta de 60 estímulos raros (2.000 Hz) apresentados binauralmente a 80 dB BNA de intensidade. O segundo resulta de 240 estímulos frequentes (1.000 Hz). O terceiro é a subtração dos dois traços tornando bem evidente o P300 com 480 ms de latência. A marcação do P300 nesse caso foi feita segundo a regra que usamos quando dois ou mais "picos" que poderiam ser o P300 são registrados. A regra diz para que ele seja marcado na intersecção de duas linhas imaginárias que seriam superpostas sobre a parte ascendente e descendente do P300.

Seguem os valores de latência considerados normais em respostas aos estudos realizados conforme descrito anteriormente neste capítulo:

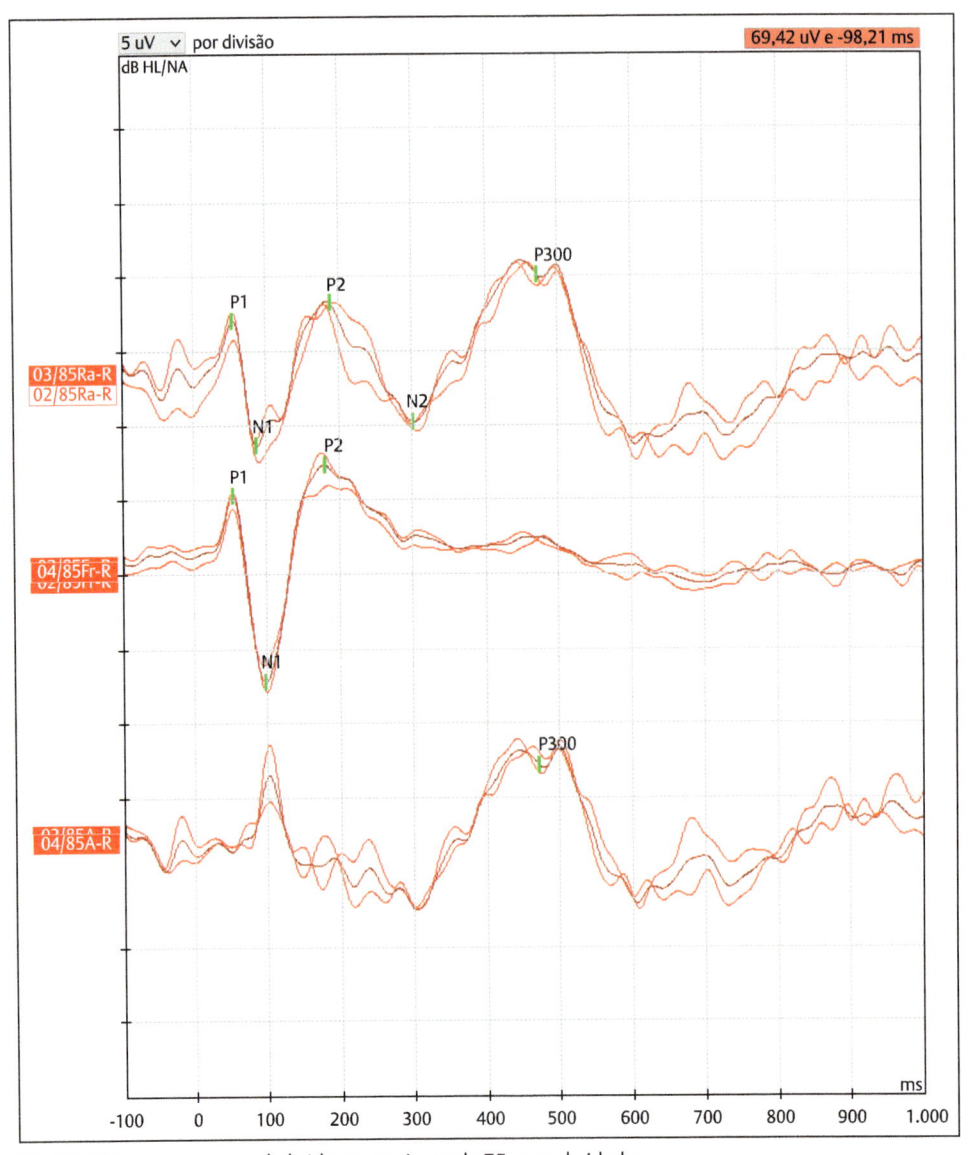

Fig. 10-2. Resposta anormal obtida em paciente de 75 anos de idade.

Valores de latência normais dependendo da faixa etária: (média e média + 2 DP)

- *07 a 13 anos:* 332 milissegundos até 401 milissegundos.
- *18 a 59 anos:* 305 milissegundos até 362 milissegundos.
- *60 a 65 anos:* 337 milissegundos até 360 milissegundos.
- *66 a 70 anos:* 351 milissegundos até 410 milissegundos.
- *71 a 75 anos:* 370 milissegundos até 420 milissegundos.

Os possíveis resultados que se pode obter são:

1. Resposta presente, com latência normal:
   - Função auditiva cortical-subcortical avaliada dentro da normalidade.
2. Resposta presente com latência aumentada ou resposta ausente. Sugere:
   - Disfunção das áreas corticossubcorticais auditivas avaliadas.

BIBLIOGRAFIA
Reis ACMB, Frizzo ACF, Isaac ML, Garcia CFD, Funayama CAR, Iório MCM. P300 in individuals with sensorineural hearing loss. Braz J Otorhinolaryngol 2015;81:126-32.

Cóser MJS, Cóser PL, Pedroso FS, Rigon R, Cioqueta E. P300 auditory evoked potential latency in elderly. Bra J Otorhinolaryngol May-June 2010;76(3):287-93.

Didoné DD, Garcia MV, Oppitz SJ, Silva TF, Santos SN, Bruno RS, Filha VA, Cóser PL. Auditory evoked potential P300 in adults: reference values. Einstein (Sao Paulo, Brazil) 2016 Apr 1;14(2):208-12.

Farias LS, Toniolo IF, Cóser PL. P300: electrophysiological avaliation of hearing in children who have never repeated and who have repeated at school. Bra J Otorhinolaryngol 2004;70(2):194-199.

Franco GM. O potencial evocado cognitivo em adultos normais. Arq Neuro-Psiquiatr 2001 Jun;59(2A):198-200.

Halgren E, Marinkovic K, Chauvel P. Generators of the late cognitive potentials in auditory and visual oddball tasks. Electroencephalography and Clinical Neurophysiology 1998;106(2):156-64.

Hall III JW. eHandbook of auditory evoked responses. Pearson Education Inc; 2015.

Visioli-Melo JF, Rotta NT. Avaliação pelo P300 de crianças com e sem epilepsia e rendimento escolar. Arq Neuro-Psiquiatr 2000 Jun;58(2B):476-84.

PEATE COM ESTÍMULO DE FALA – *FREQUENCY FOLLOWING RESPONSE* (FFR)

CAPÍTULO 11

Mariana Lopes Fávero
Signe Grasel
Roberto Beck

O PEATE com estímulo de fala avalia, por meio de potencial auditivo de tronco encefálico, a resposta neural ao som da fala. O estímulo da fala envolve processamentos, como análise auditiva, extração de características automáticas dos núcleos do tronco encefálico, o que leva à classificação de fonemas e palavras.

O estímulo mais usado é uma sílaba, por exemplo /da/. A habilidade de perceber as mudanças rápidas das características espectrais e temporais da fala é essencial para o desenvolvimento da linguagem. Toda vez que há uma falha no processamento rápido de sons complexos, forma-se uma representação instável do fonema no cérebro.

A resposta do tronco encefálico ao estímulo /da/ tem os seguintes componentes: a resposta *onset* formada pelo complexo V/A que representa a altamente sincronizada resposta do tronco encefálico ao início do estímulo (transição entre /d/ e /a/) seguido da resposta periódica, o *frequency following response* (FFR), e, no final, a resposta *offset* identificada como onda O que representa o fim do estímulo.

O FFR reflete atividade neural sustentada (potencial neural) em resposta às modulações que ocorrem na produção do som pela vibração das cordas vocais e filtro do trato vocal, e tem relação com a frequência fundamental do som. O estímulo de fala é composto de modulações de frequência e amplitude, e o FFR reflete a capacidade neural de *phaselocking* que impede a distorção desse som e capacita um bom entendimento do que se fala.

INDICAÇÕES

O PEATE com estímulo de fala pode contribuir muito na avaliação clínica de crianças e adultos com alterações de fala, linguagem ou processamento auditivo. Deve ser usado de forma complementar às avaliações auditiva e foniátrica, pois não fornece resultados específicos de cada patologia neural. Um exame normal não afasta a possibilidade de atraso de linguagem, bem como exames alterados não são específicos de cada patologia (Fig. 11-1). Auxilia com informações sobre a natureza do déficit perceptual auditivo, na triagem de crianças suspeitas em desenvolver distúrbios de linguagem, na análise do funcionamento e maior entendimento das bases neurológicas envolvidas em quadros em que o desenvolvimento de linguagem e de aprendizagem não ocorre de forma adequada, monitoração do progresso de treinamento auditivo e/ou na terapia de linguagem, na avaliação complementar dos distúrbios do processamento auditivo central e da reabilitação de indivíduos com

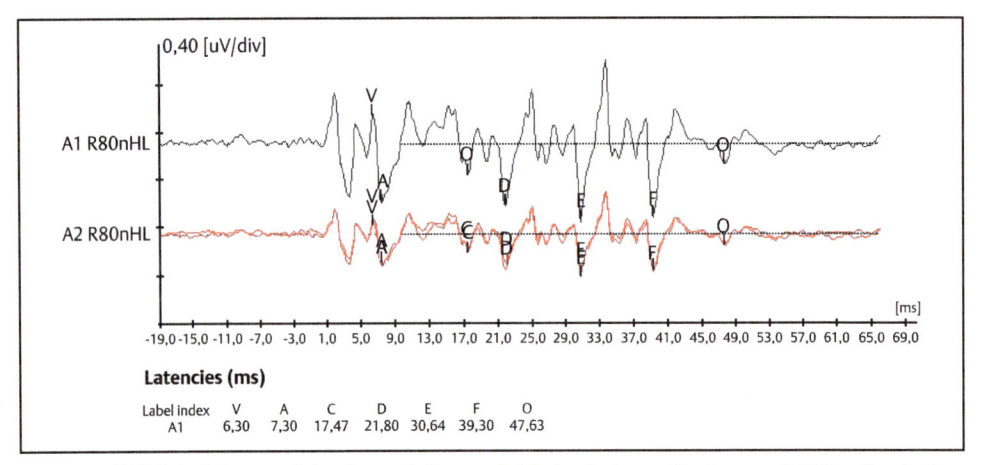

Fig. 11-1. PEATE de fala normal de criança de 3 anos de idade. Ondas replicadas com 1.000 estímulos/passagem. Marcação realizada após a soma de dois traçados, o que melhora a precisão da marcação.

déficits na percepção da fala e como ferramenta auxiliar na avaliação do processamento, pois oferece informações acerca da percepção dos sons da fala em crianças de difícil avaliação comportamental.

Pode ser útil ainda como ferramenta de controle após intervenção fonoaudiológica com terapêutica de fala e linguagem.

Não deve ser usado como dado único na avaliação e na promoção de nenhum diagnóstico envolvendo quadros de alteração perceptual auditiva e/ou alterações de desenvolvimento de linguagem oral e/ou escrita.

TÉCNICA DE EXAME

O exame é realizado com paciente deitado ou em cadeira reclinada, relaxado ou dormindo. Em crianças pequenas ou agitadas pode ser feito também com sedação ou anestesia inalatória. A montagem é semelhante ao PEATE clique, com colocação de eletrodos nos lóbulos das orelhas ou mastoides e fronte, e uso de fones de inserção. O estímulo fornecido é um som complexo (sílaba /da/). A sílaba /da/ é composta por 5 formantes. Contém um estímulo sonoro inicial de ruído plosivo, correspondente a consoante (estímulo transiente), um período de transição entre a consoante e a vogal e a vogal propriamente dita (estímulo sustentado) com uma frequência fundamental que cresce linearmente, conforme o início da fala. O primeiro formante (F1) cresce linearmente, enquanto o segundo e terceiro formantes (F2 e F3) decaem durante a duração do estímulo. O quarto e quinto formantes (F4, F5) permanecem constantes durante o estímulo. Os valores das frequências dos formantes variam de acordo com o protocolo do aparelho utilizado para realização do potencial.

A resposta ao estímulo pode ser dividida em porção transiente, componentes de resposta *onset* (início do estímulo) e a frequência seguida de resposta (FFR). As respostas *onset* são processos transientes, similares ao clique, com precisão de décimos de milissegundos. Representam primariamente a resposta a eventos discretos no estímulo, como seu início, e as modulações sucessivas causadas pela vibração das pregas vocais. Os componentes da resposta sustentada permanecem durante a reprodução de um estímulo periódico, e refletem a integridade geral da resposta em relação ao mesmo. A escolha pelo estímulo /da/

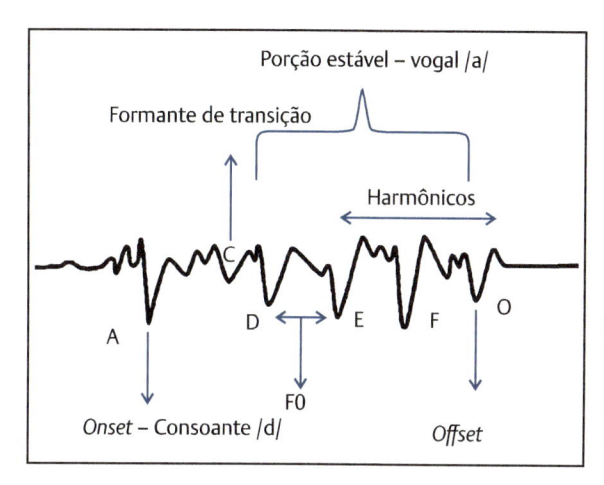

Fig. 11-2. Marcação das ondas do PEATE com estímulo de fala. Repare nos componentes: *onset* (início da sílaba), porção estável que corresponde ao *frequency following response* (vogal) e *offset* (fim da sílaba).

se deve por ser uma sílaba de consoante plosiva, presente em diversas línguas, com boa informação fonética e vulnerável a ruído. O gráfico resultante pode apresentar sete ondas: *onset* (complexo VA), transição (C), FFR (D, E, F), e *offset* (O) (Fig. 11-2).

PARÂMETROS AVALIADOS

São avaliadas as latências (*timing*), amplitudes e periodicidade das ondas obtidas (principalmente *onset, offset*). A avaliação temporal fornece informações sobre a acurácia da resposta neural ao estímulo (latência dos picos, intervalos interpicos, *slope* VA) e a fidelidade com que a resposta mimetiza o estímulo ou o grau de degradação com ruído (correlação estímulo – resposta e resposta no silêncio e no ruído). As amplitudes promovem informações sobre a robustez com que o núcleo coclear responde no tronco e o tamanho do componente espectral da resposta (avaliação dos harmônicos). Os valores de estímulo e parâmetros de avaliação seguem o protocolo da empresa Bio MARK.

POSSÍVEIS RESULTADOS

Nas patologias de atraso de linguagem, as alterações mais comuns encontradas foram aumento nas latências de ondas, isoladamente ou em bloco, além de atenuação da amplitude das ondas dos harmônicos no ruído comparado com silêncio e variação tanto de latência quanto de amplitude (*slope*) do complexo VA (*onset*).

BIBLIOGRAFIA

Burkard RF, Don M, Eggermont JJ. In: Auditory evoked potencials – basic principles and clinical application. The Point ed. p. 313-329.

Fillipini R, Befi- Lopes BM, Schochat E. Efficacy of auditory training using the auditory brainstem response to complex sounds: auditory processing disorder and specific language impairment. Folia Phoniatr Logop 2012;64:217-26.

Johnson KL, Nicol TG, Kraus N. Brainstem response to speech: a biological marker of auditory processing. Ear & Hearing 2005;26:424-34.

Nunes CR, Fillipini R, Moreira RR, Neves IF, Schochat E. Potencial evocado de tronco encefálico com estímulo de fala. Pró-Fono Revista de Atualização Científica 2010 Out-Dez;22(4).

Rocha-Muniz CN, Befi-Lopes DM, Schochat E. Investigation of auditory processing disorder and a language impairment using the speech–evoked auditory brainstem response. Hearing Research 2012;294:143-52.

Rocha- Muniz CN, Befi-Lopes DM, Schochat E. Sensitivity, specificity and efficiency of speech-evoked ABR. Hearing Research 2014;317:15-22.

Rocha -Muniz CN, Filippini R, Neves – Lobo IF, Rabelo CM, Morais AA, Murphy CFB, Calarga KS, Leite LCR, Pires AM, Sena-Yoshinaga TA, Schochat E. O potencial evocado auditivo com estímulo de fala pode ser uma ferramenta útil na prática clínica? CoDAS 2016;28(1):77-80.

Russo N, Nicol, T, Trommer B, Zecker S, Kraus N. Brainstem transcription of speech is disrupted in children with autismo spectrum disorders. NIH, DevSci. Author Manuscript; Avaiable in PMV 2010 Jul 1.

MONITORIZAÇÃO NEUROFISIOLÓGICA INTRAOPERATÓRIA DE NERVOS CRANIANOS

CAPÍTULO 12

Raquel Salomone

Descrita primeiramente em 1898, a monitorização neurofisiológica intraoperatória (MNIO) é um dos segmentos da medicina que mais crescem no mundo, e fundamenta-se no registro e avaliação das respostas eletroneurofisiológicas no decorrer da cirurgia.[1,2]

A MNIO tem como objetivo diminuir o risco de lesões permanentes e/ou transitórias do sistema nervoso causadas, principalmente, por traumas e/ou isquemias durante o ato cirúrgico.[3,4] Além disso, a MNIO também exerce a função de diagnóstico, o que a torna um instrumento de documentação médico-legal irrefutável, devendo ser sempre realizada por um médico capacitado.[1-3]

Com os avanços das técnicas cirúrgicas e de aprendizado, a busca pela preservação da função neural tem tornado fundamental e rotineira a MNIO de nervos cranianos.[1] O otorrinolaringologista (ORL), em sua rotina diária, lida com todos os nervos cranianos, seja direta ou indiretamente, em cirurgias ou ambulatorialmente. Faz parte da formação do ORL cirurgias de base anterior e lateral de crânio, além de exames eletroneurofisiológicos e monitorização intraoperatória (MNIO) que envolvam qualquer um dos 12 nervos cranianos.

No Brasil, já existe uma regulamentação para a realização da MNIO. A Agência Nacional de Saúde Suplementar (ANS) reconhece a monitorização neurofisiológica intraoperatória como procedimento médico, codificando-a em sua tabela TUSS com o número 20202040. A tabela de Classificação Brasileira Hierarquizada de Procedimentos Médicos (CBHPM), indicada pelo Conselho Federal de Medicina, pela Associação Médica Brasileira, pelas Sociedades de Especialistas e pela Federação Nacional dos Médicos também a codifica no rol de procedimentos médicos, com o número 2.02.02.04-0. De acordo com a Resolução do Conselho Federal de Medicina (CFM) nº. 2.136/2015 (publicada no Diário Oficial da União, de 1º de março de 2016, Seção 1, p. 71) vigente em 2019, os principais tópicos que o ORL deve familiarizar-se para a boa prática da MNIO são:[5] Art. 1º "A monitorização neurofisiológica intraoperatória é ato médico";[5] Art. 2º "É vedado ao médico realizar os procedimentos cirúrgicos com monitorizações neurofisiológicas intraoperatórias executadas por não médico" e Art. 6º "É vedado ao médico cirurgião realizar a monitorização neurofisiológica intraoperatória concomitantemente à realização do ato cirúrgico".[5]

EQUIPAMENTOS

Diversos equipamentos que realizam MNIO estão disponíveis no mercado. Alguns, mais simples e baratos, como o Silverstein,[6] enquanto outros são experimentos compostos por câmeras de vídeo de alta definição acopladas a máscaras anestésicas.[7] Os mais utilizados são os equipamentos que realizam eletromiografia/potenciais evocados fabricados para funcionar em ambiente cirúrgico. Esses aparelhos possuem uma blindagem reforçada, inúmeros tipos de filtros e múltiplos canais (de 8 a 64 canais), tornando-os caros e complexos, com preços ultrapassando 200 mil dólares.[1]

"A MNIO mais correta é sempre a mais completa e, consequentemente, a mais segura".[8-10] Com o constante surgimento de novas técnicas e novos equipamentos, a MNIO tornou-se multimodal. Nos dias atuais, é imprescindível a utilização de equipamentos de MNIO com o maior número possível de canais, uma vez que a realização de MNIO somente pela eletromiografia de varredura livre (EMG-VL) e/ou eletromiografia estimulada (EMG-E) pode provocar uma equivocada sensação de segurança, e não é indicada.[1-10] Amplificadores de, no mínimo, 8 canais possibilitam a realização de diversos testes ao mesmo tempo sem comprometimento das EMG-VL e EMG-E. O dispositivo deve também conter um *software* apropriado, dedicado à MNIO, que permita, de forma simples e rápida, a visualização e a troca dos testes utilizados, além do registro das análises desses testes, com o horário, tempo cirúrgico e possíveis alterações que ocorrerem.[1-10]

TESTES UTILIZADOS NA MONITORIZAÇÃO NEUROFISIOLÓGICA INTRAOPERATÓRIA DE NERVOS CRANIANOS

O emprego da MNIO em cirurgias é extremamente abrangente. A MNIO pode ser utilizada em todas as cirurgias que envolvam alguma estrutura do sistema nervoso central, periférico e/ou carotídeo, englobando, assim, quase todas as áreas cirúrgicas da medicina.[11] A indicação dos testes que deverão ser utilizados deve depender apenas do local da cirurgia e das estruturas potencialmente em risco e não pelo limitado número de canais, *software* inadequado e/ou desconhecimento médico.

A MNIO é realizada por meio da avaliação de duas categorias de sinais bioelétricos: a atividade espontânea (AE) e o potencial evocado (PE).[1] Como exemplos da primeira categoria, têm-se a atividade elétrica espontânea cerebral, monitorada pela eletroencefalografia (EEG), e a atividade espontânea muscular, avaliada pela eletromiografia (EMG).[1-3] Os PEs são obtidos por meio da utilização de estímulos externos, como corrente elétrica (potencial evocado somatossensitivo [PESS]; potencial evocado motor [PEM]), som (potencial evocado auditivo de tronco encefálico [PEATE]) e luz (potencial evocado visual [PEV]), além da EMG estimulada (*Trigger*).[1]

Eletromiografia (EMG)

Introduzida no intraoperatório pela primeira vez em 1979 como um meio para avaliar a função do nervo facial durante uma cirurgia de ângulo pontocerebelar,[2] a EMG registra, em respostas gráficas e sonoras, ondas que representam a atividade da musculatura-alvo da porção somática do nervo eferente, bem como a integridade funcional dos ramos dos nervos individualmente.[3] Na MNIO de nervos cranianos, utilizamos as chamadas EMG-VL e EMG-E.

Eletromiografia de Varredura Livre (EMG-VL)

A EMG-VL registra os potenciais de ação, tanto de fibras musculares isoladas como das unidades motoras, decorrentes da perturbação do estado de repouso do nervo ou do músculo estudado. Abalos musculares provocados por estimulação mecânica involuntária durante a manipulação cirúrgica – potencial de ação da unidade motora – podem ser visualizados, ouvidos e analisados por meio da EMG-VL.[1-3]

Eletromiografia Estimulada (EMG-E)

A EMG-E avalia o potencial de ação muscular composto desencadeado por um estímulo elétrico aplicado pelo cirurgião diretamente no nervo. Deve ser utilizada em momentos específicos da cirurgia, como quando há necessidade de mapeamento do campo cirúrgico, dúvida na localização ou na identificação de determinada estrutura e/ou necessidade de verificação da integridade funcional de um segmento do nervo.[3] O conhecimento anatômico e histológico do nervo estimulado é indispensável para que não ocorra lesão iatrogênica com a estimulação elétrica.

Para a obtenção de respostas pela EMG-E, utiliza-se uma sonda de estimulação de mão (*probe*), podendo ser essa de diversos tipos (tripolar, bipolar coaxial, bipolar em paralelo e monopolar), diversas formas (lápis, bola, gancho) e fabricadas com diversos materiais (aço, titânio e plástico).[12] A escolha do tipo e formato varia de acordo com a experiência, objetivo e preferência do cirurgião.

A estimulação monopolar permite que a corrente elétrica se espalhe nos tecidos entre os polos de estimulação, uma vez que o polo contrário ao da ponta da sonda estimuladora encontra-se distante. Esta forma de estimulação, quando usada com correntes de maior intensidade, permite a detecção mais precoce do nervo, porém de localização menos precisa e menos seletiva.[3]

A estimulação bipolar limita a propagação da corrente através dos tecidos, em decorrência da proximidade dos dois polos da sonda estimuladora. Esse tipo de estimulação é preferido quando há necessidade de identificar um nervo ou determinar se esse nervo é funcionante.[3]

Sempre que a EMG-E for utilizada, é importante eliminar falhas técnicas que podem passar despercebidas e comprometer a eficiência, seletividade e acurácia da resposta obtida. Qualquer tipo de fluído no campo de estimulação permitirá que a corrente elétrica se dissipe pelo líquido para estruturas subjacentes, podendo acarretar uma ligação direta entre os polos de estimulação, provocando um bloqueio de estimulação.[3,10,11]

Potencial Evocado Motor (PEM)

A partir de 1980, com o surgimento da estimulação por múltiplos pulsos, o PEM tem sido cada vez mais estudado e utilizado, tornando-se, hoje, um teste fundamental na realização da MNIO.[1-3] Mais especificamente na MNIO de nervo facial, o PEM ostenta uma maior importância, pois é o único teste que avalia toda a via do nervo facial desde sua origem no córtex, neurônio primário, passando pelo núcleo e chegando até a musculatura efetora.[11]

O PEM é obtido com a ativação transcraniana do córtex motor ou do trato corticobulbar (TCB), por meio de eletrodos locados pelo couro cabeludo, em contato com a calota craniana (Sistema Internacional 10-20) e registrados por eletrodos inseridos nos músculos-alvo.[3] Com a finalidade de descartar estimulações periféricas, preconiza-se, após 100 ms, a realização de um estímulo único.[13]

Potencial Evocado Auditivo

O potencial evocado auditivo de tronco encefálico (PEATE) é extraído por meio da estimulação auditiva e representa a atividade gerada no VIII nervo craniano e estruturas do tronco cerebral e lobo temporal.[11] Consiste em 5 ondas (I, II, III, IV, V) que ocorrem dentro dos 10 ms após o estímulo.[8] Para a estimulação, utiliza-se um fone de inserção que causa um atraso de, aproximadamente, 1 ms, podendo este ser compensado ou não pelo *software*.[8]

A blindagem do equipamento deve ser específica para ambiente intraoperatório.[11] Este teste é explicado mais detalhadamente no Capítulo 1.

Potencial Evocado Somatossensitivo (PESS)

O potencial evocado somatossensitivo (PESS) é obtido pela estimulação elétrica de um nervo periférico, como o mediano e o tibial posterior.[11] Esses nervos fazem parte do sistema somatossensorial e, quando estimulados, os impulsos se propagam pela medula espinal através das raízes dorsais.[10,11] A partir daí, os caminhos ascendentes levam esses impulsos primeiro para o tronco cerebral, depois para o tálamo e, finalmente, para o córtex sensorial primário.[11] Na MNIO de nervos cranianos, o PESS é utilizado principalmente para monitorar a perfusão sanguínea do córtex cerebral, sobretudo em tumores com envolvimento de tronco cerebral.[10,11,14]

Trem de Quatro Estímulos – *Train of Four* (TOF)

O *train of four* (TOF), em português "trem de quatro estímulos", é um teste amplo e sistematicamente utilizado para o monitoramento do bloqueio muscular. É realizado estimulando eletricamente um nervo periférico quatro vezes seguidas, a uma frequência de 2 Hz.[15] O nível de bloqueio muscular é avaliado pela relação da amplitude da quarta e primeira resposta (T1/T4).[15] O TOF deve ser usado em todas as MNIO de nervos cranianos, uma vez que é imprescindível que o anestesista não utilize relaxante muscular durante a realização da MNIO que utiliza EMG-VL, EMG-E, PEM e reflexo laríngeo.

Eletroencefalograma (EEG)

O eletroencefalograma (EEG) fornece uma medida quantitativa da atividade elétrica espontânea do cérebro.[8] Por causa da contraindicação do uso de relaxantes musculares nas MNIOs que utilizam EMG-VL, EMG-E, PEM e reflexo laríngeo, o EEG torna-se fundamental para que o anestesista receba informações sobre o nível de hipnose do paciente e consiga mantê-lo no plano anestésico ideal, evitando, assim, despertares inoportunos desse durante o ato cirúrgico.[8-11]

MONITORIZAÇÃO NEUROFISIOLÓGICA INTRAOPERATÓRIA DE NERVO FACIAL

Especificamente sobre a MNIO do nervo facial, a relação com o ORL torna-se ainda mais estreita, uma vez que é de sua *expertise* o tratamento de lesões periféricas do sétimo nervo craniano.[12]

Existem inúmeros estudos que comprovam a eficácia da MNIO de nervo facial em cirurgias de crânio e base de crânio, de pescoço, otológicas e de face. Hammersschlag *et al.* relatam uma diminuição substancial de casos de paralisia facial periférica (PFP) em cirurgias do ângulo pontocerebelar (de 14,5% para 3,6%) após o início do uso da MINO.[16] Em 2015, Sood *et al.* realizaram uma metanálise (1.414 trabalhos/546 pacientes) sobre PFP decorrentes de cirurgias primarias de parotidectomias e concluíram que o uso de MNIO diminuiu em 47% o risco de PFP imediata.[17] Tigelli *et al.*, em 2018, compararam 36 pacientes submetidos ao esvaziamento cervical utilizando MNIO com 35 pacientes submetidos ao mesmo procedimento, porém sem a utilização de MNIO, e mostraram que a lesão do ramo mandibular do nervo facial foi significativamente menor no grupo que utilizou MNIO.[18] Hsieh *et al.* referem que, em cirurgias de implante coclear, a MNIO é de grande valor na identificação precoce de um nervo facial deiscente, auxiliando na manutenção da integridade do nervo, além de otimizar o sucesso cirúrgico.[19,20] Ansó et al. descreve que, até mesmo nos implantes cocleares realizados com robôs, a MNIO tornou-se importante para a preservação do nervo facial.[21] Pensak et al., ao estudarem 250 casos de cirurgias otológicas consecutivas realizadas por estudantes, concluíram que, embora não seja um substituto para a identificação anatômica do nervo facial, a MNIO fornece uma técnica adicional para otimizar a educação cirúrgica do residente de ORL.[22] Segundo Vivas et al., a MNIO em cirurgias de schwanomma vestibular pode ser usada para prever com precisão a função do nervo facial.[23] A presença de boas respostas ao final da cirurgia corrobora, de uma forma confiável, para um bom resultado em longo prazo. Contudo, a ausência de respostas favoráveis, com a presença de um nervo facial anatomicamente intacto, não prevê de maneira garantida a perda de função em longo prazo e, portanto, não deve ser usada para direcionar a tomada de decisão quanto à necessidade de procedimentos de reinervação precoce. Ademais, segundo Dai et. al, nos casos de lesões traumáticas do nervo facial, o uso da MNIO pode efetivamente ajudar o cirurgião a obter uma identificação rápida e precisa dos cotos proximal e distal durante a exploração cirúrgica desse nervo, auxiliando-o na realização de enxertos e coaptações neurais.[24]

Na última década, muitos estudos têm tentado correlacionar as respostas dos PEMs com a integridade funcional do nervo facial no pré, intra e pós-operatório. Dong et al. quantificam a queda do PEM do nervo facial em 50, 35 e 0% e o correlaciona preditivamente com a perda de função.[25] Lui et al., após estudarem 19 pacientes operados de schwannoma vestibular, concluíram que a diminuição da amplitude do PEM acima de 75% é um ponto de alarme para possível paralisia facial grave.[26] Tokimura et al. referem que o PEM contínuo do nervo facial pode ser utilizado, e que a queda de 50% na amplitude significa sinal de alerta.[27] Bosinov et. al descrevem que a realização do PEM em crianças e lactentes, assim como em adultos, é bastante segura.[28]

Apesar de pouco comum no Brasil, a PFP decorrente de uma cirurgia pode tornar-se um problema médico-legal.[1-4] Nos Estados Unidos da América, lesões iatrogênicas do nervo facial representam a segunda maior causa de processos contra ORLs. Este fato faz com que aproximadamente 66% dos otorrinolaringologistas desse país utilizem MNIO em procedimento otológicos, inclusive em cirurgias consideradas de baixo risco para PFP, como estapedectomias e timpanoplastias.[29]

Indicações

Em sua anatomia, após emergir do tronco cerebral (ponte), o nervo facial segue um curto percurso intracraniano (segmento pontíneo) e um longo trajeto dentro do osso temporal, passando pelo canal auditivo interno (segmentos meatal e labiríntico), gânglio geniculado (primeiro joelho), orelha média (segmento timpânico), mastoide (segundo joelho – segmento mastóideo/vertical), exteriorizando-se do osso temporal pelo forame estilomastóideo, passando através da parótida, dividindo-a em polo superior e inferior e terminando por inervar quase a totalidade dos músculos da face,[30] o que justificaria a MNIO de nervo facial em todos os procedimentos cirúrgicos que envolvam uma ou mais estruturas dessas regiões.[1,4,6] Contudo, todos os procedimentos cirúrgicos, complexos ou não, devem ser avaliados pelo cirurgião e este decidir se há a necessidade de MNIO.

Baseando-se na prática clínica e nos incontáveis estudos publicados na literatura, a Sociedade Brasileira de Otologia elaborou uma diretriz na qual "sugere fortemente" a MNIO de nervo facial nos seguintes procedimentos cirúrgicos, uma vez que comprovadamente são cirurgias de maior risco de lesão neural:[31] implante coclear; implante de tronco cerebral; cirurgias de ângulo pontocerebelar; cirurgias de forame jugular; tumores de orelha média (p. ex., glômus timpânico); mastoidectomias revisionais; colesteatomas congênitos; malformações de osso temporal e/ou orelha; implantes de orelha média; neurectomia vestibular; exploração e/ou descompressão do nervo facial; cirurgias com potencial envolvimento direto do nervo facial; descompressão microvascular; cirurgias de parótida; petrosectomia e pacientes que apresentam lesões neurais prévias. Cirurgias menores como mastoidectomia simples; timpanomastoidectomias, estapedectomias (com ou sem uso de laser); cirurgias com potencial envolvimento indireto do nervo facial; treinamento de residentes e timpanoplastias devem ter a indicação de MNIO avaliada pelo cirurgião executante. Lesões do nervo facial em cirurgias de timpanoplastia e estapedectomia, apesar de pouco comuns, são abundantemente descritas na literatura.[32-38]

Técnica e Instrumentação

Recomenda-se que a MNIO de nervo facial seja multimodal,[3] com a utilização de EMG-VL, EMG-E, PEM, *nerve action potential* (NAP), TOF e EEG. Nos casos de tumores de ângulo pontocerebelar, faz-se necessário também o emprego dos PESSs e PEMs dos dois membros superiores e dos dois membros inferiores.

Para o registro dos testes de EMG-VL, EMG-E e PEM, preconiza-se a colocação de um par de eletrodos monopolares dispostos em, pelo menos, seis sítios diferentes: *frontalis*, *orbicularis oculis* e *orbicularis oris* (lábio superior e lábio inferior), *nasalis* e mentoniano. Nos casos de cirurgias que necessitam esvaziamento cervical, o músculo *platysma* também deve ser monitorizado.

O PEM é realizado por meio da estimulação transcraniana do córtex motor ou do trato corticobulbar, posicionando eletrodos do tipo *corkscrew* em Cz-C3/C4 ou C3-C4 (sistema internacional 10-20). Os parâmetros de estimulação devem ser ajustados com critério para evitar a despolarização direta do nervo facial pós-nuclear (periférico) ocasionando falso-positivos.

Avaliação das Respostas

Durante EMG, dois tipos de respostas são identificados: miotônicas e neurotônicas.[3] Essas respostas são sempre visuais e acompanhadas de som. Respostas únicas, não repetitivas, sincrônicas ao estímulo e geradoras de um som semelhante a uma explosão são chamadas de *burst*.[1] Respostas repetitivas, não sincrônicas ao estímulo e geradoras de um som semelhante ao estouro de pipocas e/ou a um bombardeiro são chamadas de *trains*.[1] Apesar de muitos estudos tentarem correlacionar as respostas neurotônicas com o prognóstico da função neural, apenas as denominadas "A-Trains" (início súbito, irregular, de amplitude alta [100-200 mV], frequência alta [60-210 Hz] e duração maior que 10 segundos) são altamente preditivas de disfunção do nervo no pós-operatório.[3] Alguns autores referem que descarga do tipo b*urst* indica apenas proximidade ao nervo.[1]

Outra maneira de avaliar o prognóstico é estimulando o nervo em sua porção proximal no momento inicial da cirurgia e comparando-o ao término da cirurgia. Em geral, respostas obtidas com estímulos de 0,05 mA ao final da cirurgia indicam bom prognóstico. Estímulos que variam entre 0,05 a 0,3 mA correlacionam-se a certo grau de paralisia; a ausência de resposta a estímulos maiores do que 0,3 mA corroboram para um mau prognóstico.[1-3,20]

Em razão da presença de vários equipamentos elétricos na sala cirúrgica, o aparecimento de interferências torna-se muito comum e, assim, ressaltamos a importância de se ter um médico experiente presente capaz de diferenciar interferências de verdadeiras respostas neurais/musculares.[3]

A estimulação do nervo facial durante a realização da telemetria após a realização de implante coclear não é rara, sendo necessária a permanência do médico que realiza a MNIO até o término desse procedimento.[20]

Assim como ocorre com o bisturi elétrico, a realização do PEM está totalmente contraindicada após a colocação do implante coclear, com risco de lesão irreversível do processador interno.

MONITORIZAÇÃO DE NERVO VAGO (LARÍNGEO RECORRENTE)

A MNIO de nervo vago/laríngeo recorrente é um dos procedimentos que mais evoluíram nos últimos anos. Com a criação de eletrodos adequados para a prega vocal associada a novas técnicas, como o emprego do PEM do nervo vago e a monitorização contínua do reflexo laríngeo, a segurança das cirurgias de cabeça e pescoço veem alcançando um novo patamar de segurança.[39-41]

Bastante comum em nosso meio, a MNIO de nervo vago/laríngeo durante tireoidectomias tem sido alvo de grande questionamento. Muitos autores defendem que a identificação visual do nervo laríngeo recorrente no ato cirúrgico seja o principal fator de proteção funcional,[42,43] enquanto outros advogam que os resultados com o uso da MNIO sejam superiores a identificação visual do nervo.[43,44] B. Bai e W. Chen realizaram uma metanálise (estudos entre 1980 a 2017) para avaliar o efeito da MNIO na lesão do nervo laríngeo recorrente (NLR). A análise global encontrou uma diminuição significativa no número total de lesões do nervo laríngeo (RR = 0,68, 95% CI: 0,55-0,83), lesões transitórias (RR = 0,71, 95% CI: 0,57-0,88) e lesões permanentes (RD = -0,0026, 95% CI: −0,0039 a −0,0012) com a utilização da MNIO.[45] K. P. Wong et al., em revisão sistemática e metanálise, avaliaram o papel da MNIO na redução da paralisia do NLR durante tireoidectomias tidas como de **alto risco** (reoperação, tireoidectomia por malignidade, tireotoxicose ou bócio retroesternal) e compararam com a identificação visual de NLR isolada.[46] Nesse estudo, os autores concluíram que os subgrupos de alto risco foram os que mais se beneficiaram da MNIO e que, nesses casos, a MNIO torna-se imprescindível. Wang et al. mensuraram o custo-benefício do uso de MNIO em cirurgias de tireoide e concluíram que a MNIO apresenta um custo-efetivo na prevenção de lesões permanentes do NLR.[47] Dionigi et al., ao realizarem uma metanálise sobre a MNIO em cirurgias endoscópicas e robóticas de tireoide, concluem que a MNIO, além de auxiliar na navegação, funcionaria completamente na identificação do nervo em cirurgias de tireoide videoassistidas.[48]

Recentemente Sinclair et al. publicaram um novo método de MNIO de nervo vago/laríngeo por meio do reflexo laríngeo.[41] Esse novo método, no qual é possível avaliar continuamente o reflexo laríngeo pelo meio de potencial evocado, monitora todo o arco reflexo do nervo vago e é, portanto, aplicável a todas as cirurgias em que a integridade do nervo vago e seus ramos possa estar comprometida.

O potencial evocado motor do nervo vago também é uma recente metodologia que vem sendo empregada com sucesso na MNIO de nervo vago/laríngeo. Descrita primeiramente por Deletis et al. em 2009,[49] essa técnica estimula o córtex motor e capta as respostas diretamente nas pregas vocais, possibilitando uma análise de todo o percurso do nervo vago.[40]

Apesar da discussão sobre a MNIO de nervo vago/laríngeo encontrar-se longe do término, o que se sabe é que a MNIO ajuda na identificação precoce do nervo e que todos os métodos são tentativas objetivas de melhorar os resultados.

Indicações

A anatomia do nervo vago, por se tratar do maior nervo craniano e por ser um nervo misto, é bastante peculiar.

O nervo vago emerge do sulco lateral posterior do bulbo em forma de filamentos que se unem para atravessar o forame jugular, passando para a bainha carótida entre a artéria carótida interna e a veia jugular interna até o tórax e o abdome.[50] No pescoço, o nervo vago emite três ramos maiores: faríngeo, laríngeo superior e laríngeo recorrente.[50-52]

O ramo faríngeo origina-se do gânglio inferior do nervo vago e faz parte do plexo faríngeo, responsável pela inervação motora dos músculos da faringe e músculos elevadores do véu palatino.[51-53]

O nervo laríngeo superior também se origina do gânglio inferior do nervo vago, inferiormente ao ramo faríngeo e divide-se em dois ramos: laríngeo externo (motor) e interno (sensitivo) que são responsáveis pela inervação do músculo cricotireóideo e parte sensitiva da região supraglótica e parte da glote.[50-53]

Os nervos laríngeos recorrentes são responsáveis pela inervação dos demais músculos intrínsecos da laringe e parte da região da glote.[54] Estes carregam fibras motoras, sensitivas e parassimpáticas, dividindo-se em ramo interno, responsável pela função sensitiva das cordas vocais e região subglótica, e ramo externo, que comporta a função motora de quatro músculos intrínsecos da laringe: tireoaritenoide, cricoaritenoides anterior e posterior e aritenoides transverso e oblíquo.[54] Os nervos laríngeos recorrentes possuem trajetos diferentes dependendo do lado. À direita, emerge do nervo vago no ponto em que este cruza a artéria subclávia direita anteriormente, fazendo uma alça por baixo dessa artéria e alcançando sua superfície posterior, emergindo superiormente no sulco traqueoesofágico em direção à laringe.[50,51,54] À esquerda, o nervo laríngeo recorrente emerge do nervo vago no mediastino, após seu cruzamento anterolateral ao arco aórtico.[50,51,54] Faz, então, uma alça sob esse arco, seguindo o trajeto entre a aorta e a artéria pulmonar esquerda, estendendo-se posteriormente até o sulco traqueoesofágico, onde segue até alcançar a laringe. Ambos os nervos entram na laringe na região da articulação cricotireóidea por intermédio das fibras dos músculos constritores inferiores da faringe.[50,51,54]

O nervo laríngeo recorrente, após realizar sua **recorrência** do tórax para a laringe, pode apresentar diversas alterações anatômicas. Rustad, em 1954, descreveu que 43% dos nervos laríngeos recorrentes estudados por ele, em cadáveres, dividiam-se em um ou mais ramos em ambos os lados.[55] Nemiroff e Katz encontraram 40% dessas mesmas divisões descritas por Rustad, porém, no intraoperatório.[55,56] Nos casos de artéria subclávia direita aberrante, o nervo laríngeo recorrente direito passa diretamente do vago à laringe, sem contornar a respectiva artéria. Essa variação anatômica pode estar presente em 1% dos casos, aumentando consideravelmente o risco de lesão neural no intraoperatório e é conhecida como nervo laríngeo "não recorrente".[56-60] Além disso, o nervo laríngeo recorrente pode ascender anterolateralmente à traqueia, e não no sulco traqueoesofágico, tornando-se mais susceptível a injúria cirúrgica.[57-60]

Em virtude do longo trajeto e das inúmeras variações anatômicas no percurso que o nervo vago pode apresentar, a MNIO dele e de seus ramos (laríngeo recorrente, laríngeo superior e ramo para o plexo faríngeo) está indicada nas mais variadas cirurgias, como: tireoidectomias, paratireoidectomias, esvaziamentos cervicais, endarterectomia carotídea, cirurgias de base de crânio, algumas cirurgias de coluna cervical, torácicas, mediastinais e, até mesmo, abdominais.[11]

Técnica e Instrumentação

Na MNIO do nervo vago/laríngeo recorrente, também é realizada de uma forma multimodal, sempre com o emprego de: EMG-VL, EMG-E, PEM, reflexo laríngeo, PAN, TOF e EEG. Monitorização de tumores com extensões para regiões intracraniana, dorsal, torácica, mediastinal e abdominal, o PESS e o PEM dos membros superiores e inferiores, além de todo o plexo braquial, pode se fazer necessária.[11]

Para a realização de EMG-VL, EMG-E, PEM e reflexo laríngeo, podem-se utilizar eletrodos de superfície, os quais são colados diretamente na cânula de intubação, eletrodos de agulha posicionados diretamente na prega vocal e/ou eletrodos do tipo *hookwire*. Sempre que possível, preconiza-se a utilização de eletrodos de agulha para uma melhor avaliação eletroneuromiográfica.

O PEM é conseguido com a estimulação transcortical de eletrodos locados em Cz-C3/C4 ou C3-C4 (sistema internacional 10-20), sempre realizando um estímulo simples após pelo menos 80 ms do trem de estímulo, para descartar possíveis estimulações periféricas.[40,49]

O reflexo laríngeo é obtido pela estimulação de um eletrodo locado na prega vocal e captado por um eletrodo contralateral.[41] No Brasil, foi criado um eletrodo específico para a realização do reflexo laríngeo. Esse eletrodo possui três canais, sendo o do meio utilizado para a estimulação.

Avaliação das Respostas

Quando utilizado eletrodo de superfície, a EMG-VL do nervo vago/laríngeo recorrente não oferece dados fidedignos de diagnóstico, como quantos eletrodos de agulha utilizados.[11]

A amplitude da resposta da EMG-E não é bem definida na literatura, e a latência varia conforme o local e o lado do estimulado, sendo sempre significativamente maior quando o nervo vago esquerdo é estimulado.[42] Os limiares de estímulos iniciais do nervo vago, laríngeo recorrente e laríngeo superior podem variar de 0,3-0,8 mA, 0,2-1,5 mA e 1,0-1,5 mA, respectivamente, e devem ser correlacionados aos limiares no término da cirurgia.[1,61]

Os PEMs, quando utilizados eletrodos de agulha para captação, são facilmente obtidos e possuem uma latência que pode variar $12,4 \pm 3,1$ do lado direito, quando o estímulo for ipsilateral, e $12,7 \pm 2,2$, com estímulo contralateral. Do lado esquerdo, a latência pode variar em $12,9 \pm 2,3$ com estímulo ipsilateral e $14,1 \pm 3,4$ com estímulo contra lateral.[40,49]

O reflexo laríngeo apresenta uma resposta R1, mais replicável, do que quando tem sua amplitude diminuída em 50%, que representa um sinal de alerta.[41]

A utilização de EMG-VL, EMG-E, TOF, EEG em conjunto com PEM, reflexo laríngeo, PAN, ou seja, MNIO multimodal, tem tornado a MNIO do nervo vago, cada vez mais, segura.

MONITORIZAÇÃO DO NERVO AUDITIVO

Até poucos anos, a preservação da audição em cirurgias de ângulo pontocerebelar não era considerada um objetivo cirúrgico. Com a melhoria dos equipamentos, aliada à melhor qualificação médica e à precocidade dos diagnósticos, a preservação da audição nessas cirurgias tornou-se uma realidade.[1]

Todos os fatores comuns de lesões neurais, como isquemias e traumas mecânicos, também acometem o nervo coclear; contudo, por esse ser um nervo exclusivamente sensitivo, suas características anatômicas e histológicas o tornam ainda mais frágil, apresentando, assim, uma maior vulnerabilidade se comparado aos nervos motores e/ou mistos. Este fato vem tornando fundamental a monitoração intraoperatória do nervo coclear em procedimentos de no ângulo pontocerebelar e/ou cirurgias que necessitem de retração cerebelar, como em algumas cirurgias da fossa posterior.[62-64]

Vários estudos demonstram a eficácia da MNIO de nervo coclear. Harper *et al.* descrevem uma melhora significativa nas taxas de preservação auditiva em casos de tumores de ângulo pontocerebelar ≤ 1,1 cm monitorados por meio de PEATE.[65] Estes autores relatam também que a preservação das ondas I e V foram fatores prognósticos positivos.[65] Danner *et al.* em seus estudos referem que a MNIO realizada por monitorização direta do nervo coclear (MDNC) apresenta taxas significativamente mais altas de preservação auditiva durante a ressecção do schwannoma vestibular quando comparada ao PEATE.[66] Entretanto, Vivas *et al.* questionam os resultados descritos por Danner *et al.*, uma vez que foram concluídos com base em apenas um estudo.[23,66] Apesar disso, Vivas *et al.* concluem que a MNIO do nervo coclear tem um papel importante nas cirurgias de schwannoma vestibular e que, quando disponível, o PEATE deve ser usado em conjunto com a monitorização direta do nervo coclear.[23]

Indicações

A MNIO do nervo coclear está indicada para procedimentos que envolvam o ângulo pontocerebelar e/ou as vias auditivas, como, por exemplo: schwannoma vestibular, exploração do nervo facial via fossa média, tumores do ápice petroso, neurectomia vestibular, cirurgias do saco endolinfático, descompressão microvascular, tumores de fossa posterior e/ou qualquer cirurgia que necessite de retração do cerebelo e/ou lobo temporal.[1,62-64]

Técnica e Instrumentação

A MNIO do nervo coclear pode ser realizada pelo potencial evocado auditivo de tronco encefálico (PEATE), eletrococleografia, emissões otoacústicas, monitoramento direto do VIII par (potencial de ação do nervo coclear), estimulação elétrica do promontório (EEP) e "CPA Master".

O equipamento utilizado na MNIO do nervo coclear deriva do utilizado no consultório para exames eletroneurofisiológicos realizados de rotina, mas, no entanto, apresenta algumas modificações importantes, como portabilidade, blindagem e alguns filtros específicos. Geralmente, são utilizados equipamentos próprios para ambiente cirúrgico, que permitam a realização de EMG, PEATC, TOF, EEG, PESS, PEM e MDNC ao mesmo tempo (MNIO multimodal).

Para a MNIO do nervo coclear por meio do PEATE, é utilizado um fone de inserção com estímulos, podendo variar de clique, *tone burst* ou Chirp, sempre com mascaramento do ouvido contralateral. A captação é realizada com eletrodos locados em Cz-A1/A2 (sistema internacional 10-20).[1-11]

Defendido por alguns autores e criticado por outros em decorrência do grande número de falso-negativos, o EEP pode ser realizado no consultório ou no intraoperatório durante a MNIO e tem como objetivo verificar a integridade anatômica e funcional do nervo coclear,[67-71] auxiliando o cirurgião na indicação de implante auditivo de tronco cerebral e/ou confirmando-a,[67-69] uma vez que o valor preditivo do PEATE realizado em ambulatório, principalmente em casos de agenesia de nervo coclear, é baixo, pois apenas 10% de fibras íntegras podem gerar limiares auditivos normais.[68-72]

Com o mesmo objetivo do EEP, o PANC é realizado somente durante a MNIO e representa, para alguns autores, a "grande esperança para o futuro", uma vez que apresenta sensibilidade e especificidade maiores que o TEEP.[69-73]

O método "CPA Master" (ângulo cerebelopontino master) foi descrito por Miyazaki em 2018 e consiste em estimular diretamente o nervo coclear e captar, por um eletrodo específico colocado no tronco cerebral, a resposta do núcleo coclear dorsal.[74] Por causa da recente descrição desse método, não há estudos comparativos até o momento.

Avaliação das Respostas

As respostas obtidas são semelhantes àquelas conseguidas no consultório, apenas com um discreto aumento da latência em razão do uso do fone de inserção.[1] Alguns aparelhos específicos para MNIO possuem um *software* que reconhece e anula este aumento de latência.

Em virtude da necessidade de 1.500-2.000 cliques para a formação de um PEATE e também da dificuldade de adquiri-los, seja pela baixa amplitude em relação aos potenciais motores, por interferências do centro cirúrgico, ou drogas anestésicas, a MNIO de nervo coclear não é realizada de forma contínua e, por isso, deve ser realizada em momentos--chave da cirurgia, como pré-operatório, abertura da cortical, abertura da dura-máter, afastamento do cerebelo, abertura do canal auditivo interno, manipulação do tumor, fechamento do canal auditivo interno, reposicionamento do cerebelo, fechamento da dura--máter ou quando o cirurgião julgar necessário.[8,62,63]

São considerados sinais de alerta: dessincronização da onda V; diminuição da amplitude das ondas I, III e V; alongamento da latência das ondas I e V e diminuição da amplitude da onda V em mais de 50%. Na vigência de qualquer alteração descrita acima, o cirurgião deve ser informado imediatamente.[23,65-67]

A MNIO de nervo coclear também fornece um prognóstico da audição no pós-operatório imediato. A presença das ondas I e V no término da cirurgia é o principal indício de preservação da audição no pós-operatório imediato.[71]

OUTROS NERVOS CRANIANOS

Olfatório (I Nervo Craniano)

A MNIO do nervo olfatório, mais utilizada em pesquisas, pode ser realizada por PE, estimulando eletricamente a lâmina crivosa, captando na região cortical.

Óptico (II Nervo Craniano)

A MNIO do nervo oftálmico é realizada por meio do potencial evocado visual e está indicada em cirurgias de base anterior de crânio, como tumores de clivos.

Reto Medial (III Nervo Craniano), Troclear (IV Nervo Craniano) e Reto Lateral (VI Nervo Craniano)

Como são nervos totalmente motores, a MNIO dos chamados "nervos oculomotores", é realizada pelos testes de EMG-VL, EMG-E e PAN com eletrodos de agulha locados diretamente nos músculos. Cada vez mais comum, a MNIO dos nervos oculomotores está indicada principalmente em cirurgias de base anterior de crânio e tumores de clivos.

Trigêmeo (V Nervo Craniano)

Por se tratar de um nervo misto, a MNIO do quinto nervo craniano (raiz motora) pode ser realizada pelos testes de EMG-VL/EMG-E, PAN e PEM. As raízes sensitivas são monitorizadas por PE e *Blink reflex*.

Glossofaríngeo (IX Nervo Craniano)
Assim como o nervo trigêmeo, o IX nervo craniano é um nervo misto, porém a MNIO de sua parte sensitiva é pouco utilizada na prática. Os testes mais utilizados na MNIO do nervo glossofaríngeo são: EMG-VL, EMG-E, PAN e PEM.

Acessório (XI Nervo Craniano)
Nervo totalmente motor, apresenta duas raízes que devem ser monitorizadas (craniana e espinal) por respostas obtidas pelas EMG-VL, EMG-E, PAN e PEM.

Hipoglosso (XII Nervo Craniano)
O décimo segundo nervo craniano inerva os músculos intrínsecos e extrínsecos da língua. Por ser um nervo puramente motor, os testes EMG-VL, EMG-E e PEM devem ser utilizados na sua MNIO.

Toda vez que não for possível a utilização de relaxantes musculares pelo anestesista, os testes de TOF e EEG devem ser realizados.

REFERÊNCIAS BIBLIOGRÁFICAS
1. Salomone R, Ferreira RJ, Bento RF. Indicações e técnicas da monitoração neurofisiológica intraoperatória para o otorrinolaringologista. Programa de Atualização em Otorrinolaringologia 2012;6(3):59-78.
2. Delgado TE, Bucheit WA, Rosenholtz HR, Chrissian S. Intraoperative monitoring of facial muscle evoked responses obtained by intracranial stimulation of the facial nerve: a more accurate technique for facial nerve dissection. Neurosurgery 1979;4(5):418-21.
3. Salomone R, Bueno de Camargo A. Monitorização intraoperatória de nervo facial. In: Bento RF, et al. Tratado de paralisia facial periférica. Rio de Janeiro: Thieme Revinter; 2018. p. 263-6.
4. Bento RF. Doenças do nervo facial. In: Bento RF, et al. Tratado de otologia. São Paulo: Editora da Universidade de São Paulo, Fundação Otorrinolaringologia, FAPESP; 1998. p. 427-60.
5. Resolução CFM Nº 2.136/2015 (Publicado no D.O.U., de 01 mar) de 2016, Seção 1, p. 71.
6. Silvertein H, Rosemberg S. Intraoperative facial nerve monitoring. Otolaringol Clin North Am 1991; 24:61:709-725.
7. De Seta E, Bertoli GA, De Seta D, Filipo R. Intraoperative monitoring of facial nerve: a new video-based system. Proceedings of the XI Facial Nerve Symposium: 2009 April 25-29; Roma, Italy: SEE Editrice, Firenze; 2009.
8. Zouridakis G, Papanicolau AC. A concise guide to intraoperative monitoring.1st ed. Boca Raton, Miami: CRC Press; 2001.
9. Prass RL, Luders H. Constant-current versus constant-voltage stimulation. J Neurosurg 1985;62:622-3.
10. Ferreira RJR. Monitoramento neurofisiológico intraoperatório nas cirurgias espinais. Medicina de reabilitação. Guanabara Koogan; 2010. p. 24-41.
11. Daube JR, Mauguière F, Nuwer MR. Handbook of clinical neurophysiology, intraoperative monitoring of neural function. New York, NY: Elsevier; 2008.
12. Salomone R. Paralisia facial periférica. In: Bento RF, Voegls RL, Sennes LU, Pinna FR, Jotz GP. Otorrinolaringologia baseada em sinais e sintomas. São Paulo: Fundação Otorrinoloringologia; 2001. p. 55-7.
13. Salomone R. Doenças do nervo facial – Monitorização intra-operatória de nervo facial. In: Bento RF et al . Tratado de otologia. São Paulo: Editora da Universidade de São Paulo, Fundação Otorrinolaringologia, FAPESP; 1998. p. 551-4.
14. Szelényi A, Kothbauer KF, Deletis V. Transcranial electric stimulation for intraoperative motor evoked potential monitoring: stimulation parameters and electrode montages. Clin Neurophysiol 2007 Jul;118(7):1586-95.

15. Salomone R. Monitorização intraoperatória em cirurgias de implante auditivo de tronco cerebral. In: Bento RF, et al. Tratado de implante coclear e próteses auditivas implantáveis. Rio de Janeiro: Thieme Revinter; 2014. p. 383-4.
16. Gavrancic B, Lolis A, Beric A.Train-of-four test in intraoperative neurophysiologic monitoring: differences between hand and foot train-of-four. J Clin Neurophysiol 2014 Dec;31(6):575-9.
17. Hammersschlag PE, Cohen NL. Intraoperative monitoring of facial nerve function in cerebellopontine angle surgery. Otolaryngol Head Neck Surg 1990;103:681-4.
18. Sood AJ, Houlton JJ, Nguyen SA, Gillespie MB. Facial nerve monitoring during parotidectomy: a systematic review and meta-analysis. Otolaryngol Head Neck Surg 2015 Apr;152(4):631-7.
19. Tirelli G, Bergamini PR, Scardoni A, Gatto A, Boscolo Nata F, Marcuzzo AV. Intraoperative monitoring of marginal mandibular nerve during neck dissection. Head Neck 2018 May;40(5):1016-23.
20. Hsieh HS, Wu CM, Zhuo MY, Yang CH, Hwang CF. Intraoperative facial nerve monitoring during cochlear implant surgery: an observational study. Medicine (Baltimore) 2015 Jan;94(4):456.
21. Salomone R. Monitorização intraoperatória em cirurgias de implante coclear. In: Bento RF, et al. Tratado de implante coclear e próteses auditivas implantáveis. Rio de Janeiro: Thieme Revinter; 2014. p. 249-52.
22. Ansó J, Dür C, Gavaghan K, Rohrbach H, Gerber N, Williamson T, Calvo EM, Balmer TW, Precht C, Ferrario D, Dettmer MS, Rösler KM, Caversaccio MD, Bell B, Weber S. Neuromonitoring approach to facial nerve preservation during image-guided robotic cochlear implantation. Otol Neurotol 2016 Jan;37(1):89-98.
23. Pensak ML, Willging JP, Keith RW. Intraoperative facial nerve monitoring in chronic ear surgery: a resident training experience. Am J Otol 1994 Jan;15(1):108-10.
24. Vivas EX, Carlson ML, Neff BA, Shepard NT, McCracken DJ, Sweeney AD, Olson JJ. Congress of Neurological Surgeons Systematic Review and Evidence-Based Guidelines on Intraoperative Cranial Nerve Monitoring in Vestibular Schwannoma Surgery. Neurosurgery 2018 Feb 1;82(2):E44-E46.
25. Dai J, Shen SG, Zhang S, Wang X, Zhang W, Zhang L. Rapid and accurate identification of cut ends of facial nerves using a nerve monitoring system during surgical exploration and anastomosis. J Oral Maxillofac Surg 2013 Oct;71(10):1809.p1-5.
26. Dong CC, Macdonald DB, Akagami R, Westerberg B, Alkhani A, Kanaan I, Hassounah M. Intraoperative facial motor evoked potential monitoring with transcranial electrical stimulation during skull base surgery. Clin Neurophysiol 2005 Mar;116(3):588-96.
27. Liu BY, Tian YJ, Liu W. Intraoperative facial motor evoked potentials monitoring with transcranial electrical stimulation for preservation of facial nerve function in patients with large acoustic neuroma. Chin Med J (Engl) 2007 Feb 20;120(4):323-5.
28. Tokimura H, Sugata S, Yamahata H, Yunoue S, Hanaya R, Arita K. Intraoperative continuous monitoring of facial motor evoked potentials in acoustic neuroma surgery. Neurosurg Rev 2014 Oct;37(4):669-76.
29. Bozinov O, Grotzer MA, Sarnthein J. Intraoperative monitoring of facial nerve motor-evoked potentials in children. World Neurosurg 2015 Sep;84(3):786-94.
30. Greenberg JS, Manolidis S, Stewart MG. Facial nerve monitoring in chronic ear surgery: US practice patterns. Otolarynol Head Neck Surg 2002;126:108-114.
31. http://www.sbotologia.org.br/conteudo/editais
32. Zohar Y, Laurian N. Facial palsy following stapedectomy: (a case report). J Laryngol Otol 1985;99:387-8.
33. Smith MC, Simon P, Ramalingam KK. Delayed facial palsy following uncomplicated stapedectomy. J Laryngol Otol 1990;104:611-2.
34. Ng M, Maceri DR. Delayed facial paralysis after stapedotomy using KTP laser. Am J Otol 1999;20:421-4.
35. Shea JJ Jr, Ge X. Delayed facial palsy after stapedectomy. Otol Neurotol 2001;22:465-70.
36. Marioni G, de Filippis C, Gaio E, Staffieri A. Delayed facial nerve palsy following uneventful stapedectomy. ORL J Otorhinolaryngol Relat Spec 2002;64:45-8.

37. Jiang L, Pan T. Clinical features of delayed facial palsy after tympanoplasty. In: Lin Chung, Er Bi, Yan Hou, Tou Jing, Wai Ke, Za Zhi 2015 Nov;29(22):2003-4.
38. Zhou Y, Song R, Li Y. Clinical characteristics and outcomes of delayed facial palsy after tympanoplasty. Acta Otolaryngol 2015 Feb;135(2):201-4.
39. Deletis V, Fernandez-Conejero I, Ulkatan S, Costantino P. Methodology for intraoperatively eliciting motor evoked potentials in the vocal muscles by electrical stimulation of the corticobulbar tract. Clin Neurophysiol 2009 Feb;120(2):336-41.
40. Deletis V, Fernández-Conejero I, Ulkatan S, Rogić M, Carbó EL, Hiltzik D. Methodology for intra-operative recording of the corticobulbar motor evoked potentials from cricothyroid muscles. Clin Neurophysiol 2011 Sep;122(9):1883-9.
41. Sinclair CF, Téllez MJ, Tapia OR, Ulkatan S, Deletis V. A novel methodology for assessing laryngeal and vagus nerve integrity in patients under general anesthesia. Clin Neurophysiol 2017 Jul;128(7):1399-405.
42. Randolph GW, Dralle H. Guideline electrophysiologic recurrent laryngeal nerve monitoring during thyroid and parathyroid surgery: international standards guideline statement. Laryngoscope 2011 Jan;121 Suppl 1:S1-16. Review.
43. Riddell VH. Injury to recurrent laryngeal nerves during thyroidectomy: a comparison between the results of identification and non-identification in 1022 nerves exposed to risk. Lancet 1956;2:638-42.
44. Loch-Wilkinson TJ, Stalberg PL, Sidhu SB, Sywak MS, Wilkinson JF, Delbridge LW. Nerve stimulation in thyroid surgery: is it really useful? ANZ J Surg 2007 May;77(5):377-80.
45. Chan WF, Lang BH, Lo CY. The role of intraoperative neuromonitoring of recurrent laryngeal nerve during thyroidectomy: a comparative study on 1000 nerves at risk. Surgery 2006;140(6):866 72.
46. Bai B, Chen W. Protective effects of intraoperative nerve monitoring (IONM) for recurrent laryngeal nerve injury in thyroidectomy. Meta-analysis 2018 May 17;8(1):7761.
47. Wong KP, Mak KL, Wong CK, Lang BH. Systematic review and meta-analysis on intra-operative neuro-monitoring in high-risk thyroidectomy. Int J Surg 2017 Feb;38:21-30.
48. Wang T, Kim HY, Wu CW, Rausei S, Sun H, Pergolizzi FP, Dionigi G. Analyzing cost-effectiveness of neural-monitoring in recurrent laryngeal nerve recovery course in thyroid surgery. Int J Surg 2017 Dec;48:180-8.
49. Dionigi G, Kim HY, Wu CW, Lavazza M, Materazzi G, Lombardi CP, Anuwong A, Tufano RP. Neuromonitoring in endoscopic and robotic thyroidectomy. Updates Surg 2017 Jun;69(2):171-179.
50. Deletis V, Fernandez-Conejero I, Ulkatan S, Costantino P. Methodology for intraoperatively eliciting motor evoked potentials in the vocal muscles by electrical stimulation of the corticobulbar tract. Clin Neurophysiol 2009 Feb;120(2):336-41.
51. Machado, A. Neuroanatomia Funcional. 2. ed. São Paulo: Atheneu; 2000.
52. Moore, KL. Anatomia orientada para a clínica. 5. ed. Rio de Janeiro: Guanabara-Koogan; 2004.
53. Curtin HD. The larynx. In: Som PM, Curtin HD, editors. Head and neck imaging. 4th ed. St. Louis: Mosby; 2003. p. 1601-3.
54. Garcial MM, Magalhães FP, Dadaltol GB, Moura MVT. Avaliação por imagem da paralisia de pregas vocais. Radiol Bras São Paulo 2009 Sep/Oct;42(5).
55. Ardito G, Revelli L, D'Alatri L, et al. Revisited anatomy of the recurrent laryngeal nerves. Am J Surg 2004;187:249-53.
56. Rustad VH. Revised anatomy of recurrent laryngeal nerves: surgical importance based on dissection of 100 cadavers. J Clin Endocrinol Metab 1954;14:87-96.
57. Nemiroff PM, Katz AD. Extralaryngeal divisions of the recurrent laryngeal nerve. Surgical and clinical significance. Am J Surg 1982;144:466-9. 4.
58. Leite WP, Castro Júnior FM, Ferreira LAA, Holanda ME, Fernandes E, Silva V, Farias JF, Lima SB, Surimã WS, Mesquita Neto JWB, Santos BGR, Muniz VV, Figueiredo LL. Nervo laríngeo inferior não-recorrente: relato de 3 casos e revisão da literatura. Anais do 10a Congresso Brasileiro de Cirurgia de Cabeça e Pescoço; 2005 Set 3-6; Salvador, Brasil.

59. Lages L. Nervo laríngeo inferior não-recorrente e artéria subclávia direita retroesofageana (importância desta anomalia do ponto de vista clínico-cirúrgico). Rev Bras Otorrinolaringol 1946;14(6):486-522.
60. Arantes A, Gusmão S, Rubinstein F, Oliveira R. Anatomia microcirúrgica do nervo laríngeo recorrente: aplicações no acesso cirúrgico anterior à coluna cervical. Arq Neuro Psiquiatr 2004;62(3):22-6.
61. Sparta C, Cossu ML, Fais E, Palermo M, Cossu F, Ruggiu M, Noya G. Non-recurrent inferior laryngeal nerve: anatomy, frequency and surgical considerations. Minerva Chir 2004;59(6):555-61.
62. Timon CI, Rafferty M. Nerve monitoring in thyroid surgery: is it worthwhile? Clin Otolaryngol Allied Sci 1999 Dec;24(6):487-90.
63. Simon MV. Intraoperative neurophysiology. 1st ed. New York: Demosmedical; 2010.
64. Husain AM. Neurophysiologic intraoperative monitoring. New York: Demos; 2008.
65. Bailey BJ, Johnson JT. Head and neck surgery – otolaryngology. 4th ed. Philadelphia: Lippicott Willians & Wilkins; 2009.
66. Harper CM, Harner SG, Slavit DH, et al. Effect of BAEP monitoring on hearing preservation during acoustic neuroma resection. Neurology 1992;42(8):1551-3.
67. Danner C, Mastrodimos B, Cueva RA. A comparison of direct eighth nerve monitoring and auditory brainstem response in hearing preservation surgery for vestibular schwannoma. Otol Neurotol 2004;25(5):826-32.
68. Lekovic GP, Gonzalez LF, Syms MJ, Daspit CP, Porter RW. Auditory brainstem implantation. Barrow Quarterly 2004;20(4):40-7.
69. Colletti V, Carner M, Miorelli V, Guida M, Colletti L, Fiorino F. Auditory brainstem implant (ABI): new frontiers in adults and children. Otolaryngol Head Neck Surg 2005;133:126-38.
70. Marangos N, Stecker M, Sollmann WP, Laszig R. Stimulation of the cochlear nucleus with multichannel auditory brainstem implants and long-term results: Freiburg patients. J Laryngol Otol Suppl 2000;(27):27-31.
71. Neff BA, Wiet RM, Lasak JM et al. Cochlear implantation in the neurofibromatosis type 2 patient: long-term follow-up. Laryngoscope 2007;117:1069-72.
72. Piccirillo E, Hiraumi H, Hamada M, Russo A, De Stefano A, Sanna M. Intraoperative cochlear nerve monitoring in vestibular schwannoma surgery-does it really affect hearing outcome? Audiol Neurootol 2008;13:58-64.
73. Smith L, Simmons FB. Estimating eighth nerve survival by electrical stimulation.
74. Sanna M, Di Lella F, Guida M, Merkus P. Auditory brainstem implants in NF2 patients: results and review of the literature. Otol Neurotol 2012;33:154-64.
75. Miyazaki H, Caye-Thomasen P. Intraoperative auditory system monitoring. Adv Otorhinolaryngol 2018;81:123-132.

ELETROMIOGRAFIA DA LARINGE

CAPÍTULO 13

Noemi De Biase

INTRODUÇÃO

A eletromiografia desenvolveu-se para o conhecimento de aspectos fisiológicos e fisiopatológicos do sistema neuromuscular, a partir do estudo da atividade elétrica gerada no músculo. O exame vem sendo largamente utilizado em grandes músculos esqueléticos, especialmente os de extremidades. Nestes, complementa-se a avaliação eletrofisiológia do músculo pelo estudo da atividade elétrica de nervos sensoriais e motores em resposta a estímulos externos, a neurografia.

Na prática clínica, pela inviabilidade técnica, o exame dos músculos da laringe restringe-se à eletromiografia. Com isso, perdem-se informações relativas à velocidade de condução nervosa, das respostas tardias, dos reflexos e a contagem de unidades motoras que normalmente constam do exame dos demais músculos e auxiliam o raciocínio clínico na definição diagnóstica. No entanto, frequentemente a eletromiografia da laringe oferece informação valiosa para o diagnóstico.[1-3,25]

BASES ELETROFISIOLÓGICAS

As informações motoras geradas no sistema nervoso central são transmitidas a partir dos neurônios motores inferiores por seus axônios. Cada axônio inerva determinada população de fibras estriadas esqueléticas organizadas em unidades funcionais. A unidade motora consiste no conjunto do neurônio motor, seu axônio e todas as fibras inervadas por ele. O axônio do neurônio motor divide-se em terminações nervosas mais finas no músculo e dirige-se às fibras musculares, terminando na junção neuromuscular. A condução elétrica nos axônios se faz por meio dos potenciais de ação, que, na placa motora, desencadeiam um processo químico de transmissão sináptica, mediado pela acetilcolina. Este neurotransmissor provoca a despolarização da membrana da célula muscular, gerando um potencial de ação na fibra muscular. Durante contração voluntária normal, todas as fibras da unidade motora contraem juntamente. Os potenciais de cada fibra são somados e produzem uma resultante, denominada potencial da unidade motora.[4]

O tamanho da unidade motora varia, isto é, varia o número de fibras musculares inervadas pelo neurônio motor, sendo que, quanto menor, maiores as possibilidades de variação e delicadeza de movimentos. O tamanho da unidade motora dos músculos intrínsecos da laringe é um dos menores do organismo, sendo o do tireoaritenóideo (TA) comparável ao dos extrínsecos do olho.

O registro do potencial de unidade motora é resultado da soma dos sinais elétricos gerados por parte das fibras musculares que compõem uma unidade motora e estão próximas do eletrodo de registro, isto é, em sua área de alcance. Considerando que a distribuição das fibras no músculo acarreta pequena variação na distância entre a divisão do axônio e a entrada em cada fibra da unidade motora, a duração do potencial de ação da unidade motora depende da despolarização/repolarização das fibras individualmente, cada uma no seu tempo. A amplitude e forma, no entanto, são determinadas essencialmente pelas fibras localizadas bem próximas ao eletrodo, geralmente uma a três.[5]

A forma do sinal varia de acordo com o tipo de eletrodo, tamanho das unidades motoras, posição do eletrodo no músculo e grau de contração muscular.

Em condições normais, cada unidade motora é recrutada a intervalos variáveis, e diferentes unidades motoras são ativadas não simultaneamente. A força de contração do músculo está relacionada com o número de unidades motoras ativadas. Na contração fraca, poucas unidades motoras são recrutadas. Aumento na força de contração ocorre principalmente pelo recrutamento de novas unidades motoras, conforme a força de contração necessária, mas também pela variação da frequência da descarga no nervo. As primeiras unidades recrutadas durante contração leve apresentam frequência de disparo de 5 a 10 Hz. Com o aumento da intensidade de contração, mais unidades são recrutadas e chegam a apresentar frequência de disparo de até 30 a 50 Hz. Nesse caso, o eletrodo registra os potenciais de todas as unidades motoras de sua área de alcance, que preenchem toda a linha de base do traçado, constituindo o denominado padrão interferencial.

Como os potenciais elétricos são muito pequenos, da ordem de 100 a 1.000 microvolts, o eletromiógrafo requer um pré-amplificador para permitir a observação dos potenciais no monitor. Um alto-falante adicionado ao sistema permite que os potenciais captados sejam audíveis e o som característico de cada sinal poder ser identificado, ainda em tempo real.

INDICAÇÕES

As mais frequentes indicações para eletromiografia da laringe são as relacionadas aos distúrbios do movimento e diagnóstico de doenças neurológicas, de forma mais objetiva:[6,7]

- Diagnóstico de paralisia, e a diferenciação com fixação.
- Prognóstico da paralisia.
- Localização da lesão (incluindo paralisia seletiva de ramos do nervo recorrente).
- Diferenciação de neuropraxia das lesões axonais.
- Diagnóstico das distonias.
- Localização da agulha para a injeção terapêutica de toxina botulínica.
- Diagnóstico de doenças musculares.

TÉCNICA

Para a realização do exame, utilizam-se eletrodos que registram a atividade elétrica muscular. Os eletrodos de superfície não são invasivos, mas colocados na pele ou mucosa, são pouco seletivos e não permitem a análise separadamente dos músculos da laringe. A eletromiografia da laringe requer a utilização de eletrodo em forma de agulha que permite a introdução e registro de cada músculo intrínseco, e, assim, o estudo do nervo e ramo correspondentes.

Os eletrodos utilizados podem ser concêntricos, e, neste caso, o eletrodo ativo é revestido por material isolante, exceto na ponta. Os monopolares necessitam de um eletrodo de referência que pode ser de superfície. Nos bipolares concêntricos, a cânula funciona como eletrodo de referência. Todos são utilizados na prática clínica e em estudos e diferem especialmente quanto à área em que captam a atividade elétrica, um pouco menor no bipolar. Os monopolares podem apresentar um canal para a injeção de substâncias, sendo os de escolha para a terapia com toxina botulínica. Geralmente é utilizada a via percutânea. Os eletrodos com formato "em anzol" são utilizados principalmente para pesquisa, por via percutânea ou por via transoral, por meio de laringoscopia direta. Esta última via é particularmente útil no acesso dos músculos cricoaritenóideo posterior e interaritenóideo, além do tireoaritenóideo. No entanto, não permite alcançar o cricotireóideo (CT).[8,9]

Para o exame, o paciente permanece sentado o mais confortável possível e com a cabeça levemente inclinada para trás, ou deitado em decúbito dorsal. Os eletrodos "referência" (na utilização do monopolar) e "terra" são de superfície e colocados na região do esterno e próximo à clavícula, respectivamente. A introdução da agulha é precedida da limpeza da pele com álcool a 70° e não há necessidade da utilização de anestésico. A palpação do pescoço é essencial para a identificação das estruturas anatômicas, principalmente a borda superior da cartilagem cricóidea. Para o acesso ao músculo cricotireóideo (CT), a agulha é introduzida imediatamente acima da borda superior desta cartilagem, a aproximadamente 0,5 cm da linha sagital mediana (Figs. 13-1 e 13-2). Segue direção levemente superior e lateral, e, durante seu aprofundamento, os planos são sentidos. O músculo é identificado a aproximadamente 0,5 a 1 cm na profundidade, e confirmado pela presença de potenciais audíveis e visíveis no osciloscópio ou tela do computador. Confirma-se também pela presença de maior recrutamento nos agudos e ausência de atividade elétrica na deglutição.

O acesso ao músculo tireoaritenóideo (TA) é feito pela mesma via percutânea. Ao término da avaliação do CT, a agulha é introduzida mais profundamente através da membrana cricotireóidea e, em seguida, em direção lateral e superior, em ângulo aproximado de 30° a 45°, que varia de acordo com a anatomia própria da região cervical de cada indivíduo (Figs. 13-2 e 13-3). Com a experiência na introdução da agulha, os planos anatômicos são mais facilmente sentidos; o TA é identificado quando a agulha penetra no músculo, pois gera potenciais de ação que são audíveis e também visíveis no monitor. Encontra-se a aproximadamente 1,5 a 2 cm de profundidade, mas varia sua posição de acordo com a altura do pescoço e a quantidade de tecido adiposo.

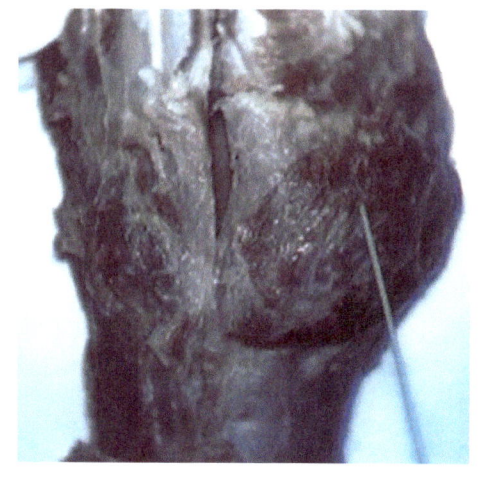

Fig. 13-1. Acesso ao músculo CT.

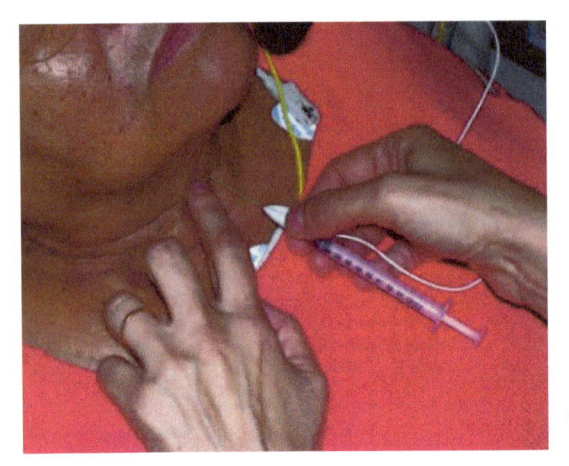

Fig. 13-2. Acesso aos músculos CT e TA esquerdos.

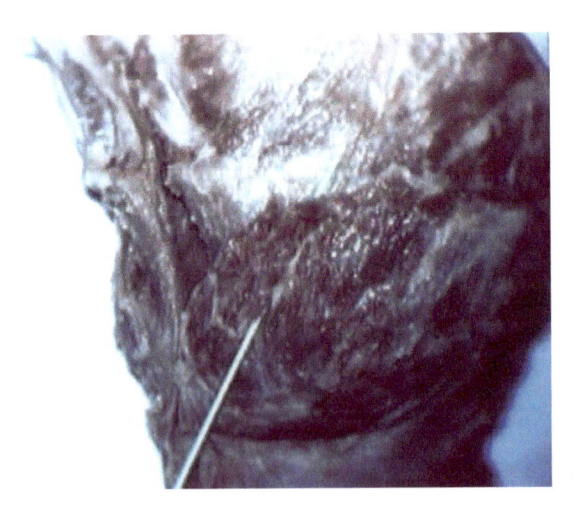

Fig. 13-3. Acesso ao músculo TA.

Sendo um exame invasivo, é imperativo que seja planejado para cada paciente de acordo com a suspeita diagnóstica, e direcionado conforme a necessidade para ser realizado no menor tempo, podendo responder às questões geradas pela avaliação clínica. No entanto, de um modo geral, o exame envolve o estudo do músculo em repouso e durante a sua contração voluntária.

- Emissão de vogal sustentada – registro modal e falsete.
- Repouso.
- Inspiração.

Os músculos CT e TA são rotineiramente examinados bilateralmente, assim como o nervo laríngeo superior e o recorrente. O registro da atividade voluntária do CT deve ser realizado com a emissão de sons agudos, pois, em geral, não são observados potenciais elétricos nas emissões mais graves. No TA, observa-se atividade elétrica nas emissões graves, mas esta também é maior nos sons agudos.

A presença de cicatrizes extensas no pescoço pode dificultar e, até mesmo, impedir o exame, principalmente do CT, pela incerteza quanto à localização da agulha no músculo. A deglutição e a tosse dificultam, mas não impedem a avaliação do TA, pois mudam a posição da agulha que, geralmente, necessita ser reposicionada. A tosse pode ser sinal de irritação da mucosa e, neste caso, a agulha deve ser direcionada mais lateralmente. O paciente deve ser instruído para evitar a deglutição, necessidade muitas vezes presente, e, às vezes, difícil de evitar, durante o exame.

As complicações são muito raras. Citam-se o laringospasmo e o hematoma como as mais frequentes.

INTERPRETAÇÃO

O raciocínio clínico é essencial para a realização e, também, para a análise do exame.

A interpretação da eletromiografia requer a avaliação dos seguintes parâmetros: atividade de inserção, forma e duração da onda, quantidade de ondas recrutadas na ativação voluntária de músculo agonista ou antagonista, presença de atividade espontânea.

A forma da onda é avaliada utilizando-se velocidade mais rápida do papel, geralmente 10 ms/cm (Fig. 13-4). Velocidade mais lenta, da ordem de 100 a 200 ms/cm é usada para a quantificação do recrutamento (Fig. 13-5) e para estabelecer correlação da EMG com a fonação (captada pelo microfone), para medida do tempo de latência entre a atividade elétrica e a sonorização (Fig. 13-5).

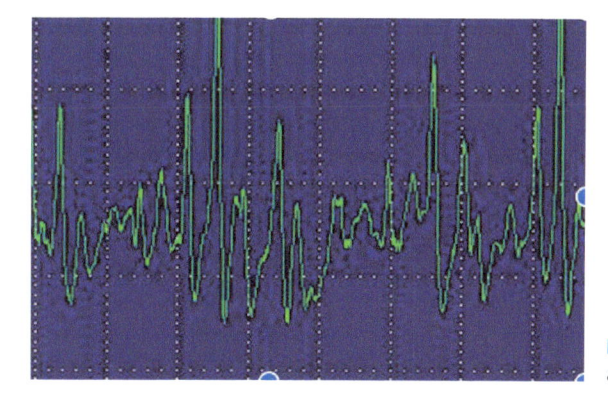

Fig. 13-4. Padrão normal de forma e amplitude da onda (10 ms/cm).

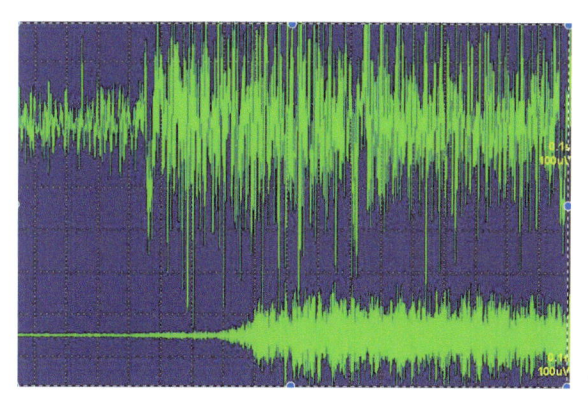

Fig. 13-5. Canal superior: atividade elétrica do músculo; canal inferior: sonorização. Padrão interferencial e tempo de latência normal (100 ms/cm).

Atividade de Inserção

A inserção da agulha no músculo gera descargas breves de aproximadamente 300 ms, provavelmente produzidas por irritação direta do músculo. Com o completo relaxamento do músculo, o que nem sempre é possível na laringe, observa-se, em seguida, silêncio elétrico. Se o músculo não está relaxado, potenciais de unidade motora podem estar presentes, fato comum nos músculos da laringe.

Atividade Voluntária

Durante a contração muscular, registram-se os potenciais das unidades motoras que representam mudanças no campo elétrico na superfície da célula muscular. Os parâmetros dos potenciais da unidade motora (amplitude, duração, forma e frequência de disparo) variam com uma série de fatores, alguns desconhecidos, sendo que a amplitude e duração são especialmente relacionadas com o tamanho da unidade motora. Cada potencial de unidade motora dos músculos da laringe é geralmente trifásico, com curta duração, ao redor de 4 ms, variando de 3 a 7 ms, e amplitude variável de 150 a 800 μV (Fig. 13-4).[4,10-14]

A força de contração determina o número de unidades motoras e consequentemente o número de potenciais de unidades motoras recrutados, com o seu aumento, conforme aumenta a força de contração até a superposição de várias descargas traduzidas no traçado de padrão interferencial. Em EMG, o recrutamento é definido como a ativação sucessiva das mesmas e adicionais unidades motoras conforme aumenta a força de contração muscular voluntária. Normalmente, diversos potenciais de unidade motora disparam durante a ativação máxima (Fig. 13-5); no entanto, este número é reduzido em pacientes com denervação (Fig. 13-6), configurando um traçado rarefeito.

Latência

Tempo de latência é o tempo medido entre a ativação eletrofisiológica e a sonorização.

Encontra-se ao redor de 200 ms, geralmente não ultrapassa 400 ms, e resulta do tempo requerido para a adução da prega vocal, da tensão da prega vocal e do início do escape de ar subglótico associado com a vibração da mucosa.[8,9,14,15]

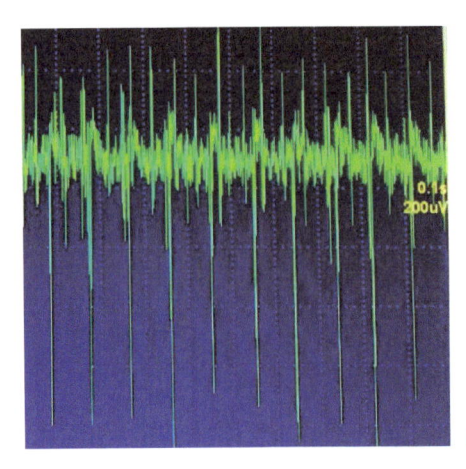

Fig. 13-6. Traçado rarefeito (0,1 s/cm; 200 μV/cm).

Atividade Espontânea

O músculo relaxado apresenta silêncio elétrico, isto é, ausência de potencial de unidade motora. A presença de atividade espontânea é muito rara em músculos normais e, portanto, sinal indicativo de alteração. Fibrilações são potenciais de pequena amplitude (10 a 100 microvolts) e curta duração (1 a 2 ms), e ruído audível característico de "pingos de chuva em telhado de zinco" (Fig. 13-7). São encontradas nos músculos denervados, em fase precoce, mas não nas lesões de neurônio motor superior. Ondas positivas consistem em potenciais que, geralmente, apresentam componente positivo com amplitude de 20 a 200 microvolts, e componente mínimo negativo (Fig. 13-8). São encontradas nas mesmas condições das fibrilações e, assim, têm o mesmo significado. A origem das fibrilações e das ondas positivas não está clara, mas pode estar relacionada com a irritabilidade de fibras denervadas.

PARESIA OU PARALISIA DE PREGA VOCAL

A lesão do nervo laríngeo recorrente acarreta imobilidade da prega vocal. Durante os primeiros dias após a lesão, observa-se geralmente ausência de atividade elétrica nos músculos. Por volta da segunda ou terceira semanas, por causa da denervação, surgem potenciais espontâneos no músculo, fibrilação (Fig. 13-7) e/ou ondas positivas (Fig. 13-8), que, presentes, sinalizam para a lesão neural. Estes potenciais espontâneos podem ser mais ou menos numerosos e são obtidos, geralmente, até um máximo de seis meses após a denervação finalizada. Seu encontro indica denervação em curso ou relativamente recente. Outras descargas espontâneas podem também ser encontradas, de significado não muito claro, sendo mais frequentemente observados complexos repetitivos de alta frequência. Estas descargas podem permanecer mais tempo e ser encontradas nas lesões crônicas.

Outro achado na denervação é observado na atividade de inserção, cujo tempo de duração encontra-se aumentado, acima de 300 ms.

Decorridas duas ou três semanas, a atividade voluntária, em geral, reaparece, mas não é observado o padrão interferencial: o número de unidades recrutantes é pequeno, e o traçado encontra-se rarefeito, em maior ou menor grau. Como a avaliação é subjetiva,

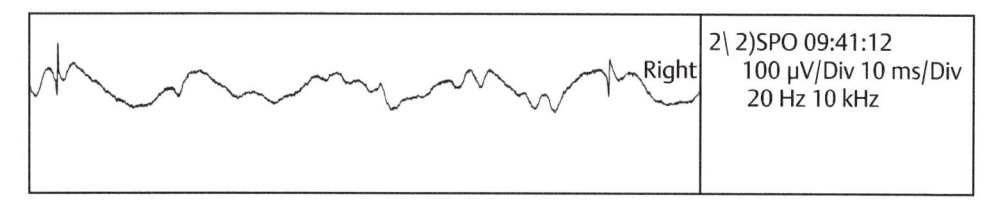

Fig. 13-7. Atividade espontânea – fibrilação.

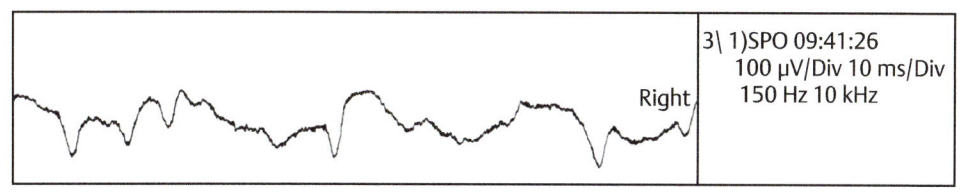

Fig. 13-8. Atividade espontânea – onda positiva.

os achados são quantificados geralmente de 0 a 4 cruzes, tanto em relação à atividade espontânea quanto ao traçado, considerando-se seu recrutamento ou a rarefação (Fig. 13-6). A diminuição do recrutamento é o sinal mais frequentemente encontrado.[16]

O ruído audível gerado pelos potenciais é o grande indicador na identificação de atividade espontânea, mas também auxilia na quantificação subjetiva das unidades motoras recrutantes, conforme aumenta a experiência do examinador.

Ramificações axonais finas de baixa velocidade de condução promovem a reinervação inicial das fibras musculares atróficas. Assim, o aparecimento de potenciais polifásicos de longa duração e pequena amplitude, denominados "potenciais nascentes" (Fig. 13-9), indica reinervação recente ou em curso, e contribui para o raciocínio clínico em relação ao prognóstico. Por outro lado, a presença de potenciais polifásicos de grande amplitude implica em processo mais antigo de recuperação, em geral, já finalizada (Fig. 13-10).

Com o passar do tempo, sempre ocorre algum grau de reinervação dos músculos, geralmente ineficaz em decorrência da sincinesia,[17] isto é, inervação de músculos adutores por fibras abdutoras e vice-versa; neste caso, muitas vezes, a atividade elétrica antagônica pode ser evidenciada na EMG. Por causa do aumento do número de fibras da unidade motora, fibras estas que estão mais espraiadas, a onda tem duração e amplitude aumentadas. Geralmente, nos casos crônicos, o traçado é rarefeito, e os potenciais voluntários apresentam duração e amplitude aumentadas. O termo paresia é, às vezes, preferencialmente utilizado porque alguma atividade elétrica, em geral, é obtida.[18]

A lesão neural pode não ser total.

Na neuropraxia, observa-se a presença de potenciais de ação de características normais, embora geralmente com traçado rarefeito, com poucas unidades recrutantes. Não são observadas atividades espontâneas, o que sinaliza para a reversibilidade do processo e o melhor prognóstico.

A degeneração axonal parcial ou completa, denominada axonotmese, cursa, em geral, com sinais de denervação, isto é, presença de atividade elétrica espontânea. O encontro

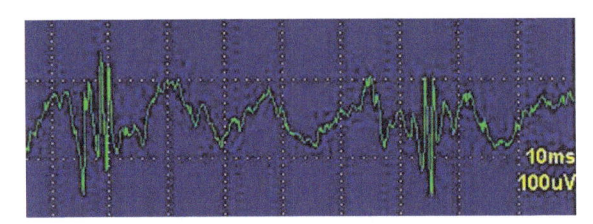

Fig. 13-9. Potenciais polifásicos de pequena amplitude.

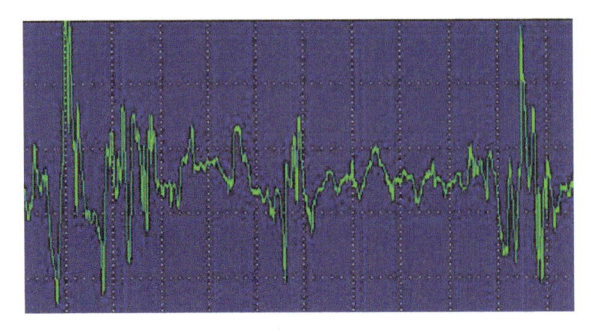

Fig. 13-10. Potenciais polifásicos de grande amplitude (10 ms/cm; 100 μV/cm).

de atividade espontânea implica em que o processo que causou a neuropatia ainda está ativo ou é relativamente recente. E, sobretudo, sinaliza para prognóstico desfavorável, pois o nervo recorrente tem fibras que inervam músculos antagonistas. Considerando que a reinervação ocorre de forma aleatória, fibras que originalmente inervariam músculos adutores podem reinervar o abdutor, e vice-versa, fenômeno conhecido por sincinesia.[18] É ineficaz na função.

Na denervação parcial, frequentemente denominada paresia, que não cursa com a imobilidade da laringe, mas geralmente com sintomas e sinais de insuficiência glótica, a eletromiografia pode ser de grande auxílio.[6,19]

Assim, diante da suspeita de paresia ou paralisia, a interpretação da EMG deve considerar o tempo decorrido desde o início do quadro, a presença de atividade espontânea, a forma da onda e o recrutamento.

A presença de atividade espontânea indica denervação e, portanto, prognóstico ruim, tanto pior quanto mais rarefeito o traçado. A presença de quantidade aumentada de polifásicos indica reinervação, recente se são nascentes e antiga se são gigantes (Figs. 13-9 e 13-10).

Koufman *et al.*[20] propõem resumidamente em um quadro as possibilidades de achados à eletromiografia e a correspondente interpretação. Trazemos abaixo um quadro adaptado de sua publicação (Quadro 13-1).

Em estudo controlado, Mostafa *et al.*[21] observaram que a ausência de fibrilação e ondas positivas, nos 6 primeiros meses após o início do processo, tem valor positivo preditivo de 63% de recuperação. No mesmo estudo, o valor preditivo negativo, na presença de fibrilação e/ou onda positiva, foi de 100% como predição de falta de recuperação. Rickert *et al.*,[22] em metanálise de 2011, obtiveram valor preditivo de 90% quando o prognóstico foi considerado ruim e de 55% quando considerado bom. Smith *et al.*,[23] em avaliação de exame de eletromiografia considerado de bom prognóstico (recrutamento normal ou quase normal, ausência de atividade espontânea e ausência de sincinesia), observaram recuperação da mobilidade em 80% dos pacientes. Pardo-Maza *et al.*[24] obtiveram 88% de acerto quando o prognóstico foi considerado ruim e 44% quando considerado bom. Munin *et al.*,[25] em estudo de 7 artigos com metanálise, concluíram que a presença de potenciais de unidade motora aumenta a possibilidade de recuperação em 52,6%. Metanálise destes mesmos dados indica que não há provas suficientes para determinar a utilidade da presença da fibrilação e/ou ondas agudas positivas para predizer recuperação da mobilidade das pregas vocais. Os autores concluem que a EMG de laringe pode ser realizada para auxiliar

Quadro 13-1. Interpretação da Eletromiografia

Atividade espontânea	Recrutamento	Morfologia da onda (MUP)	Interpretação
Ausente	Normal	Normal	Normal
Ausente	Normal ou reduzido	Normal	Neuropraxia
Ausente	Reduzido	Polifásicos nascentes	Reinervação
Ausente	Reduzido	Polifásicos ou MUPs gigantes	Reinervação antiga
Presente	Reduzido	Polifásicos	Sem definição
Presente	Ausente ou reduzido	Normal	Denervação

nas decisões quanto ao tratamento, em um paciente com imobilidade de prega vocal que se presume ser causada por lesão recorrencial, se a EMG for realizada no período de até 4 a 6 meses do início da lesão.

PARALISIA DE NERVO LARÍNGEO SUPERIOR

Como não há imobilidade da prega vocal, a suspeita de paralisia ou paresia do laríngeo superior implica na busca e valorização de sinais indiretos à nasofibrolaringoscopia. Assim, a eletromiografia do músculo CT é de especial importância no diagnóstico. A avaliação deve contemplar tarefas fonatórias com emissões agudas porque, em geral, não se observa atividade elétrica no CT durante emissões graves. Cicatrizes extensas no pescoço tornam o exame tecnicamente difícil; o encontro de atividade espontânea facilita a interpretação dos achados.

DISTONIAS

A eletromiografia, nas distonias, pode ser e geralmente é normal. A atividade de inserção é normal, e não há atividade espontânea. No repouso, observa-se, em maior grau, a presença de atividade voluntária, relacionada com a dificuldade de relaxamento. A forma da onda do potencial é normal.

Na forma adutora, a mais frequente, pode haver aumento da atividade elétrica intermitente, coincidente com a pausa observada na fonação, geralmente, nos casos mais severos. Observa-se aumento da amplitude da onda.[14]

Descargas rítmicas e periódicas são obtidas em pacientes com tremor vocal. No tremor essencial permanecem as descargas durante a fonação e o repouso. Nos tremores distônicos, caracteristicamente, desaparecem no repouso e com a agudização da emissão (Figs. 13-11 e 13-12).

Outro parâmetro de avaliação é a medida do tempo decorrido entre o aumento da atividade elétrica registrada e a sonorização, e, para esta quantificação, necessita-se de um segundo canal para o microfone que capta o som da voz do paciente. Em indivíduos normais, os valores encontram-se ao redor de 200 ms, mas podem variar de 0 a 400 ms.[14] Nas distonias, os valores encontram-se aumentados, acima de 500 ms, podendo atingir até 1 segundo.[14,15] Não é um achado exclusivo das distonias, pois já foi observado em pacientes com síndrome de tensão musculoesquelética e até em simuladores. Também observamos valores compatíveis com a normalidade, principalmente nos casos leves.

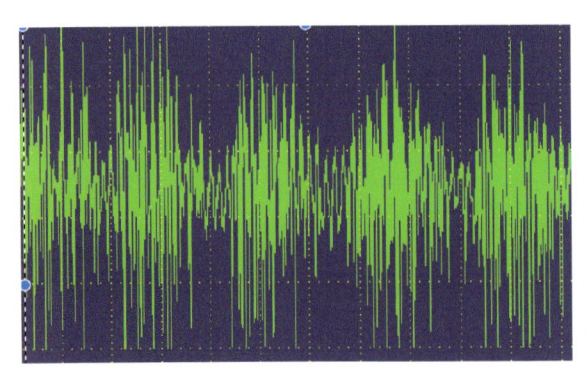

Fig. 13-11. Descargas rítmicas durante fonação (0,1 s/cm; 200 µV/cm).

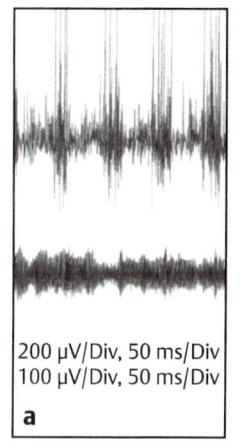

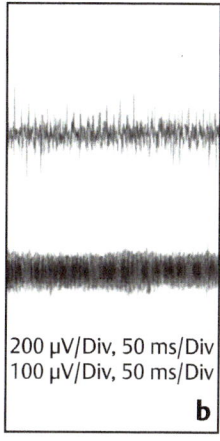

Fig. 13-12. EMG de músculo TA no tremor distônico. Canal superior: atividade eletrofisiológica. Canal inferior: som captado. (**a**) Emissão do "é" em tom habitual; (**b**) emissão do "i" em hiperagudo.

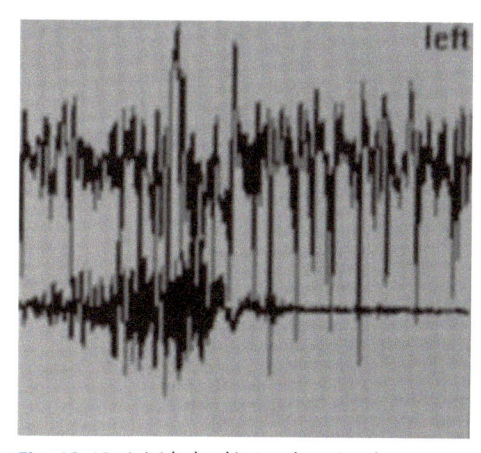

Fig. 13-13. Atividade elétrica do músculo cricoaritenóideo lateral durante fonação e inspiração (0,1 s/cm, 100 µV/cm).

Nas distonias pode haver inapropriada ativação de musculatura, principalmente considerando coordenação entre agonistas e antagonistas (Fig. 13-13). A pesquisa deste comportamento é importante nos casos mais raros de distonia, as formas respiratória e abdutora. O diagnóstico de distonia laríngea respiratória é confirmado pela presença de atividade de músculos adutores, representados pelo TA, durante a inspiração calma.[26] A expiração pode ser acompanhada de atividade elétrica em TA em alguns indivíduos normais.

As formas abdutoras, bem mais raras que as adutoras,[27] mostram atividade elétrica de músculo cricoaritenóideo posterior durante a fonação. Este é um músculo de difícil acesso ao exame e deve ser avaliado diante da suspeita levantada pela avaliação perceptivo-auditiva da voz e nasofibrolaringoscopia.

Injeção de Toxina Botulínica

A terapêutica das distonias mais comumente utilizada universalmente é a injeção de toxina botulínica no músculo tireoaritenóideo, na forma adutora. As vias preferenciais de aplicação são a transcutânea, com auxílio da visão pelo nasofibroscópio na falta de eletromiógrafo, ou transcutânea, com a confirmação da localização da agulha pela eletromiografia. A técnica que utiliza o nasofibroscópio é mais demorada, exige anestesia tópica da laringe e muita colaboração do paciente que geralmente se queixa do procedimento. Revisão baseada em evidência concluiu sobre a possível utilidade da EMG na injeção de toxina botulínica nas distonias de adução.[28,29] Nos pacientes em que há necessidade de injeção no CAL, é imperativo o auxílio da eletromiografia.

DIAGNÓSTICO DAS DOENÇAS MUSCULARES

As características eletromiográficas, na musculatura intrínseca da laringe, são as mesmas encontradas nos demais músculos estriados do organismo, nas doenças musculares. Os potenciais das unidades motoras são de baixa amplitude e curta duração, relacionados com a diminuição do tamanho da unidade motora (Cohen, Brumlik).

No entanto, é pouco utilizado, pois, diante da suspeita de doença muscular, o exame pode ser realizado em qualquer músculo de acesso mais fácil.

ALTERAÇÕES DA JUNÇÃO NEUROMUSCULAR

Os músculos afetados podem mostrar alguma variação da amplitude da onda, após esforço repetitivo, com seu decréscimo, talvez indicando exaustão do suprimento do neurotransmissor a algumas fibras da unidade motora (Cohen, B).

Da mesma forma que nas doenças musculares, não se utiliza do acesso a músculos da laringe. As suspeitas de afecções que envolvem a junção neuromuscular requerendo uma prova de estimulação repetitiva serão realizadas no músculo orbicular do olho, preferencialmente.

REFERÊNCIAS BIBLIOGRÁFICAS

1. Kimaid PAT, Crespo AN, Quagliato EMAB, Wolf A, Viana MA, Resende LAL. Laryngeal electromyography: contribution to vocal fold immobility diagnosis. Electromyography and Clinical Neurophysiology 2004; 44 (6):371-4.
2. Blitzer A, Brin MF, Stewart CF. Botulinum toxin management of spasmodic dysphonia (laryngeal dystonia): a 12-year experience in more than 900 patients. Laryngoscope 1998;108(10):1435-41.
3. Meyer TK, Hillel AD. Is laryngeal electromyography useful in the diagnosis and management of vocal fold paresis/paralysis? Laryngoscope 2011;121:234-5.
4. Hiroto I, Hirano M, Toyozumi Y, Shin T. Electromyographic investigation of the intrinsic laryngeal muscles related to speech sounds. Ann Otol Rhinol Laryngol 1967;76(4):861-72.
5. Fuglsang-Frederiksen, A. Electrical activity and force during voluntary contraction of normal and diseased muscle. Acta Neurol Scand Suppl 1981;83:1-60.
6. Koufman JA, Postma GN, Cummings MM et al. Vocal fold paresis. Otolaryngol Head Neck Surg 2000;122:537-41.
7. Konomi U, Tokashiki R, Hiramatsu H, Kumada M. Diagnosis and management of unilateral thyroarytenoid muscle palsy. Eur Arch Otorhynolaryngol 2016; 273:3803-11.
8. Thumfart WF. Electrodiagnosis of laryngeal nerve disorders. Ear Nose Throat J. 1988a;67(5):380-4, 386-8, 390-3.
9. Thumfart WF. From larynx to vocal ability. Acta Otolaryngol (Stockh) 1988b;105:425-31.
10. Faaborg-Andersen K. Electromyographic investigation of intrinsic laryngeal muscles in humans. Acta Physiol 1957;41:1-149.
11. Knutsson E, Mårtensson A, Mårtensson B. The normal electromyogram in human vocal muscles. Acta Otolaryngol 1969;68(6):526-36.
12. Kotby MN. Electromyography of the laryngeal muscles. Electroencephalogr Clin Neurophysiol 1969;26(3):341-2.
13. Haglund S. The normal electromyogram in human cricothyroid muscle. Acta Otolaryngol 1973;75(5):448-53.
14. Hillel AD. The study of laryngeal muscle activity in normal human subjects and in patients with laryngeal dystonia using multiple fine-wire electromyography. Laryngoscope 2001;111(4 Pt 2 Suppl 97):1-47.
15. De Biase NG, Korn GP, Lorenzon P, Padovani M, Moraes M, Madazio G, Vilanova LC. Dysphonia severity degree and phonation onset latency in laryngeal adductor dystonia. J Voice 2010;24(4):406-9.
16. Simpson CB, Cheung EJ, Jackson CJ. Vocal fold paresis: clinical and electrophysiologic features in a tertiary laryngology practice. J Voice 2009;23:396-8.
17. Crumley RL. Laryngeal synkinesis: its significance to the otolaryngologist. Ann Otol Rhinol Laryngol 1989;98:87-92.

18. Wu AP, Sulica L. Diagnosis of vocal fold paresis: current opinion and practice. Laryngoscope 2015;125:904-8.
19. Sulica L. Vocal fold paresis: an evolving clinical concept. Curr Otorhinolaryngol Rep 2013;1(3):158-62.
20. Koufman JA, Postma GN, Cummings MM et al. Vocal fold paresis. Otolaryngol Head Neck Surg 2000;122:537-41.
21. Mostafa BE, Gadallah NA, Nassar NM, Ibiary HMA, Fahmy HA, Fouda NM. The role of laryngeal electromyography in vocal fold immobility. ORL J Otorhinolaryngol Relat Spec 2004;66:5-10.
22. Rickert SM, Childs LF, Carey BT, Murry T, Sulica L. Laryngeal electromyography for prognosis of vocal fold palsy: a meta-analysis. Laryngoscope 2011;122:158–61.
23. Smith, LJ, Rosen, CA, Munin, MC. Vocal fold motion outcome based on excellent prognosis with laryngeal electromyography. Laryngoscope 2016;1-5.
24. Pardo-Maza A, García-Lopez I, Santiago-Pérez S, Gavilán J. Laryngeal electromyography for prognosis of vocal fold paralysis. J Voice 2016.
25. Munin MC, Heman-Ackah YD, Rosen CA, Sulica L, Maronian N, Mandel S, Carey BT, Craig E, Gronseth G. Consensus statement: using laryngeal electromyography for the diagnosis and treatment of vocal cord paralysis. Muscle Nerve 2016;53(6):850-5.
26. De Biase NG, Pontes PA, Santos VJ, Vieira VP, Zambonato P, Yazaki RK. The difficult management of patients with respiratory segmental dystonia. Braz J Otorhinolaryngol 2007;73(2):278-83.
27. Blitzer A, Crumley RL, Dailey H et al. Recommendations of the Neurolaryngology Study Group on laryngeal electromyography. Otolaryngology–Head and Neck Surgery 2009;140:782-93.
28. Sataloff RT, Mandel S, Mann E et al. Laryngeal electromyography: an evidence-based review. Muscle Nerve 2003;28(6):767–72.
29. Sataloff RT, Praneetvatakul P, Heuer RJ et al. Laryngeal electromyography:clinical application. J Voice. 2010;24:228-34.

CASOS CLÍNICOS

Signe Grasel
Roberto Beck

CASO 1

Paciente do sexo feminino de 1 mês de idade. Parto cesáreo a termo, peso 3.350 g. Sem intercorrências no pré-natal e parto. Na triagem auditiva neonatal, falhou no teste e passou no reteste. Família refere que a criança não reage com barulhos em casa (panelas, aspirador).

Realizado PEATE com clique em sono natural, que mostrou presença de respostas com morfologia, latências e intervalos interpicos preservados para a faixa etária. Limiar eletrofisiológico em 20 dBNA bilateralmente.

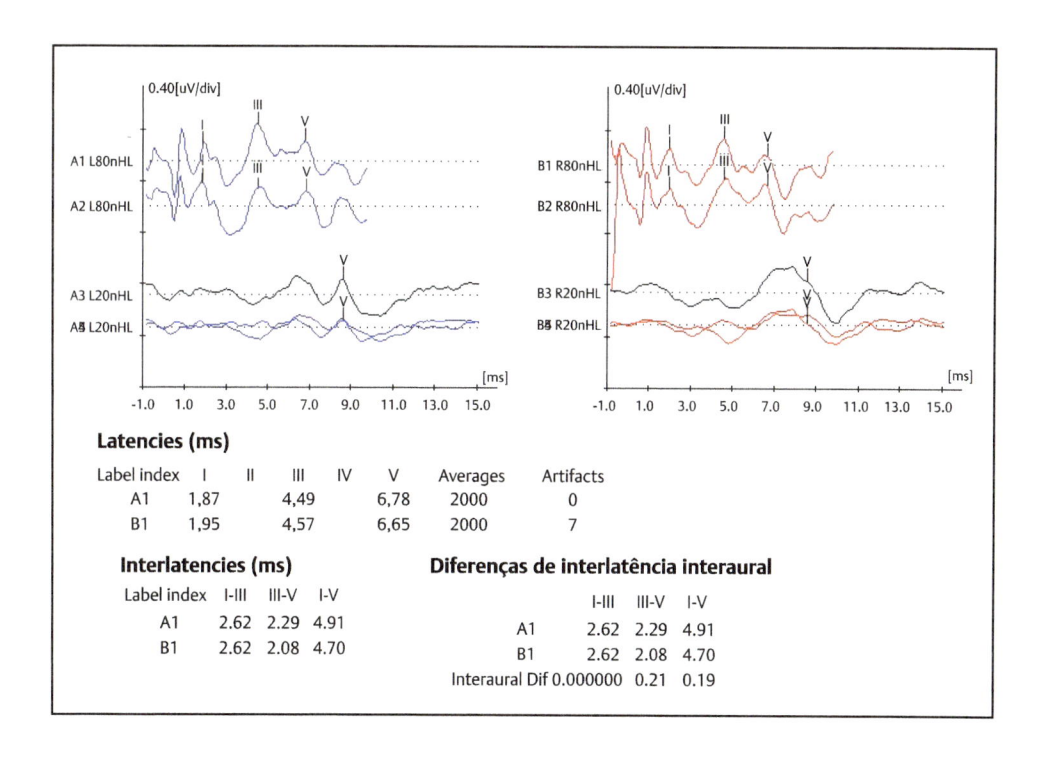

Latencies (ms)

Label index	I	II	III	IV	V	Averages	Artifacts
A1	1,87		4,49		6,78	2000	0
B1	1,95		4,57		6,65	2000	7

Interlatencies (ms)

Label index	I-III	III-V	I-V
A1	2.62	2.29	4.91
B1	2.62	2.08	4.70

Diferenças de interlatência interaural

	I-III	III-V	I-V
A1	2.62	2.29	4.91
B1	2.62	2.08	4.70
Interaural Dif	0.000000	0.21	0.19

Na curva de latência × intensidade, podemos comprovar que as latências e intervalos estão adequados para a faixa etária.

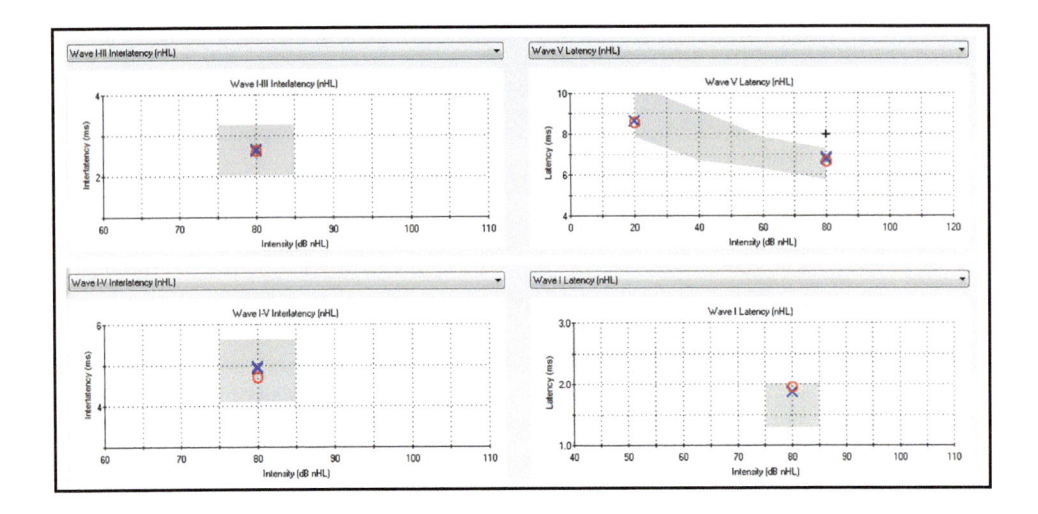

CASOS CLÍNICOS

Exame foi complementado com avaliação de frequência específica com respostas auditivas de estado estável na mesma sessão. Obtidos limiares em 20 dBNA entre 1.000 e 4.000 Hz e 30 dBNA em 500 Hz bilateralmente. Os limiares são normais. Veja na figura os fatores de correção usados para estimar os limiares tonais (traçado vermelho e azul).

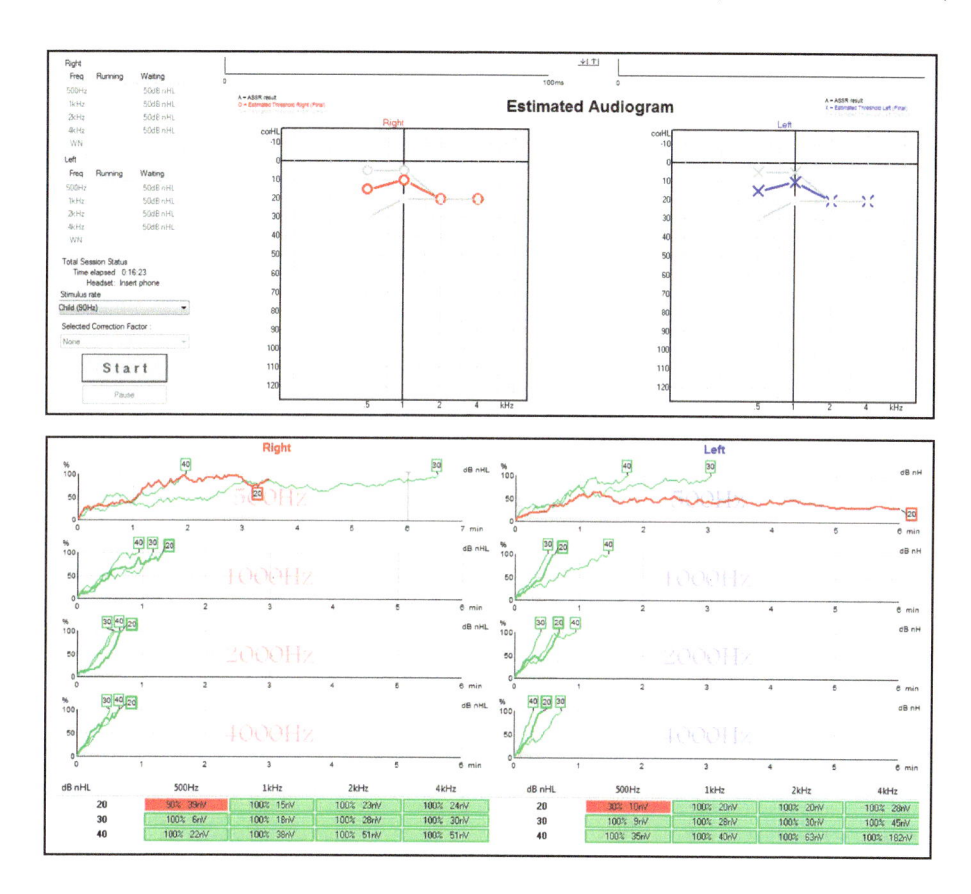

Esse caso indica a possibilidade de avaliação completa do recém-nascido em uma única sessão. Ressaltamos a importância de orientar os pais em manter a criança bem acordada e com fome até a hora do exame. Após mamar, a criança vai estar bem cansada e dormir durante o exame. Mesmo nessa idade, deve-se considerar o limiar normal em 20 dBNA.

CASO 2

Paciente do sexo masculino de 2 anos, nascido de parto normal a termo, peso 3.150 g, APGAR 7 e 9. Apresenta atraso de desenvolvimento neuropsicomotor e de linguagem. Como primeiro exame, foi solicitada audiometria tonal. A criança não condicionou para o exame, e a impedanciometria mostrou curva tipo B bilateralmente. À otomicroscopia, membranas timpânicas abauladas, espessadas e com aumento de vascularização bilateralmente.

Ao PEATE clique por via aérea, respostas com morfologia aceitável, com aumento de todas as latências e intervalos interpicos preservados bilateralmente. Limiar eletrofisiológico em 25 dBNA à esquerda e 40 dBNA à direita.

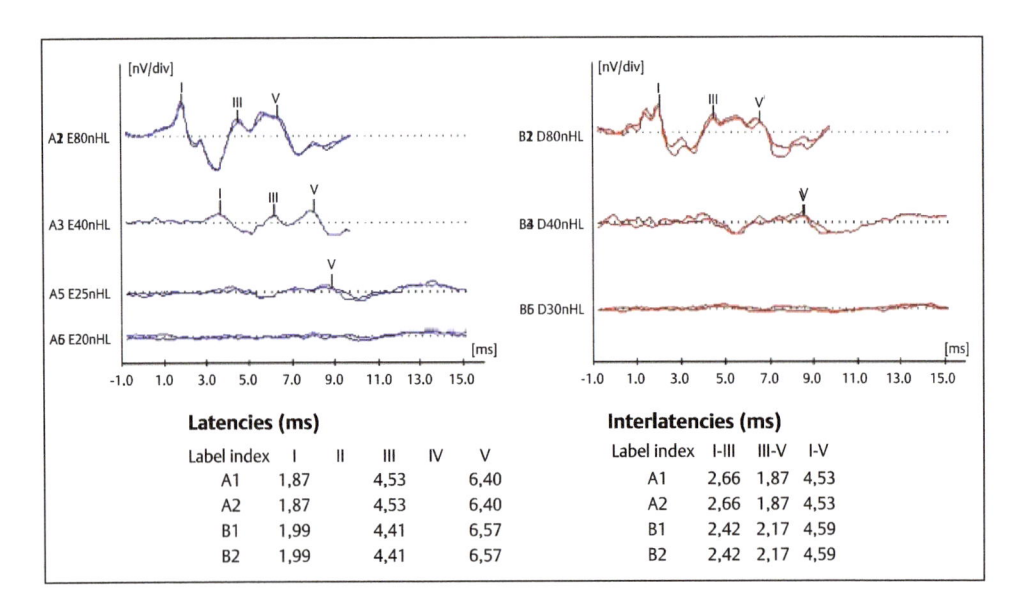

Latencies (ms)						Interlatencies (ms)			
Label index	I	II	III	IV	V	Label index	I-III	III-V	I-V
A1	1,87		4,53		6,40	A1	2,66	1,87	4,53
A2	1,87		4,53		6,40	A2	2,66	1,87	4,53
B1	1,99		4,41		6,57	B1	2,42	2,17	4,59
B2	1,99		4,41		6,57	B2	2,42	2,17	4,59

Como os limiares estão aumentados, é necessário complementar com PEATE por via óssea, que mostrou limiar em 20 dBNA bilateralmente.

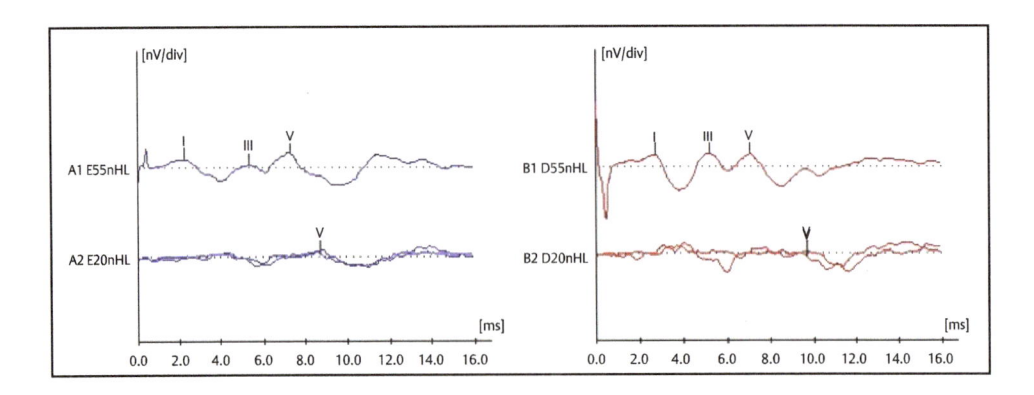

A complementação foi realizada com respostas auditivas de estado estável por via aérea e por via óssea. Limiares **por via óssea** em 20 dBNA em todas as frequências (0,5, 1, 2 e 4 KHz) bilateralmente. Por **via aérea**, à direita, limiar em 40 dBNA em 500 Hz e 30 dBNA nas demais frequências. À esquerda, limiar em 60 em 500 Hz, 50 em 1.000 Hz e 40 em 2.000 e 4.000 Hz. Essa Avaliação permite estimar o *gap* aéreo-ósseo.

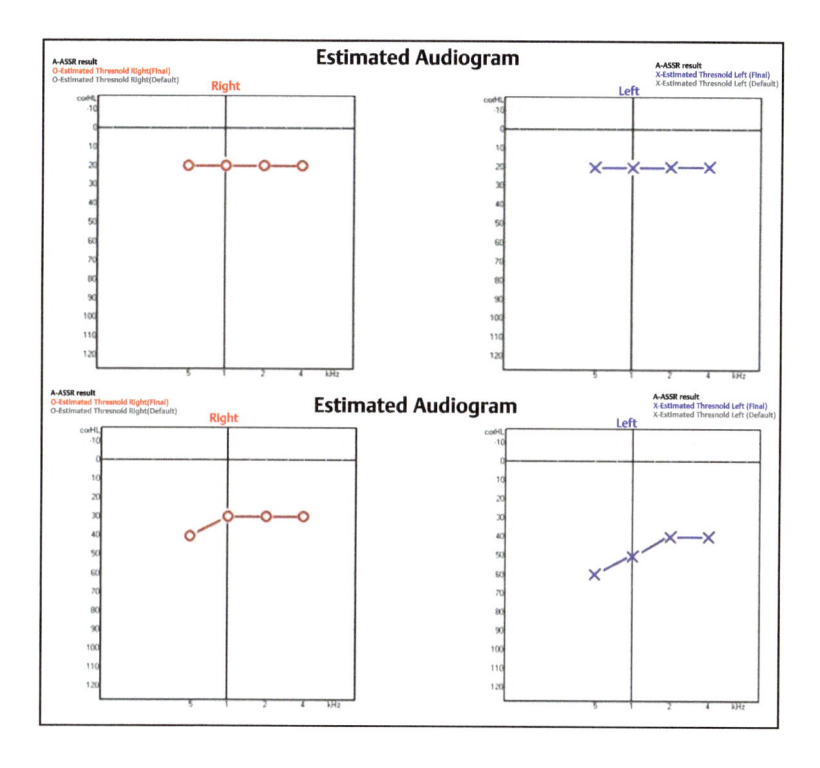

Conclusão: paciente com otite media secretora e perda condutiva pura bilateral. A avaliação com frequência específica por via aérea e via óssea é recomendada para diagnóstico e antes de cirurgia, pois afasta a possibilidade de perda neurossensorial em alguma frequência.

CASO 3

Paciente do sexo feminino, 6 meses de vida. Parto cesáreo a termo, com peso de 3.650 g. Pré-natal, parto e período neonatal sem intercorrências. Realizados três exames de triagem auditiva neonatal em um período de 3 meses, todos com falha na resposta bilateralmente. Timpanometria com curva A bilateralmente.

Ao PEATE clique por via aérea, na orelha esquerda, presença de respostas com morfologia pobre, apenas ondas III e V replicáveis. Limiar eletrofisiológico em 70 dBNA. Na orelha direita, ausência de respostas replicáveis em 90 dBNA aos cliques rarefeitos e condensados.

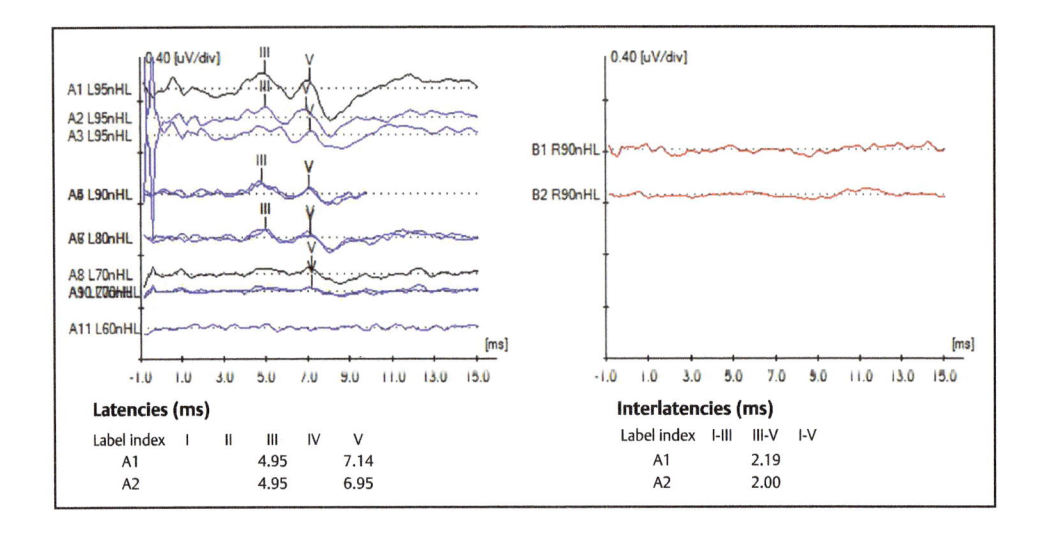

Ao PEATE clique por via óssea, ausência de respostas em 60 dBNA bilateralmente aos cliques alternados.

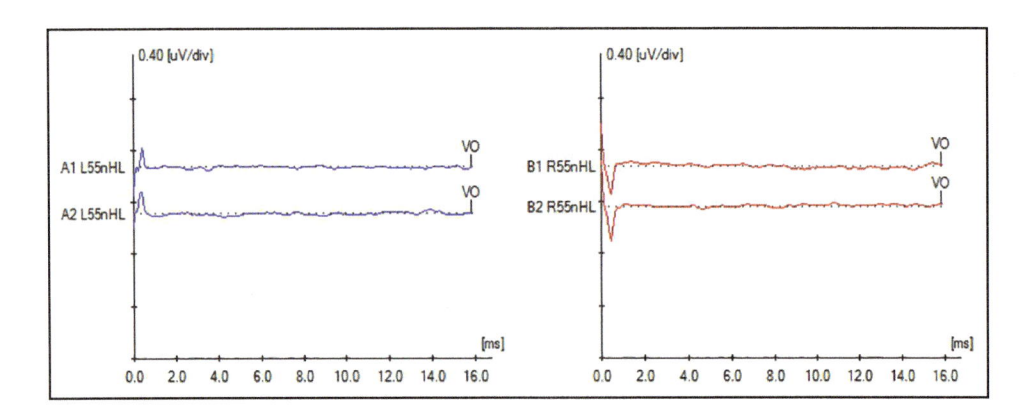

CASOS CLÍNICOS

Às emissões otoacústicas, por produtos de distorção, ausência de respostas em todas as frequências testadas (entre 750 e 8.000 Hz) bilateralmente. Em verde, observa-se o ruído de fundo, e, em vermelho e azul, as respostas à direita e esquerda, respectivamente.

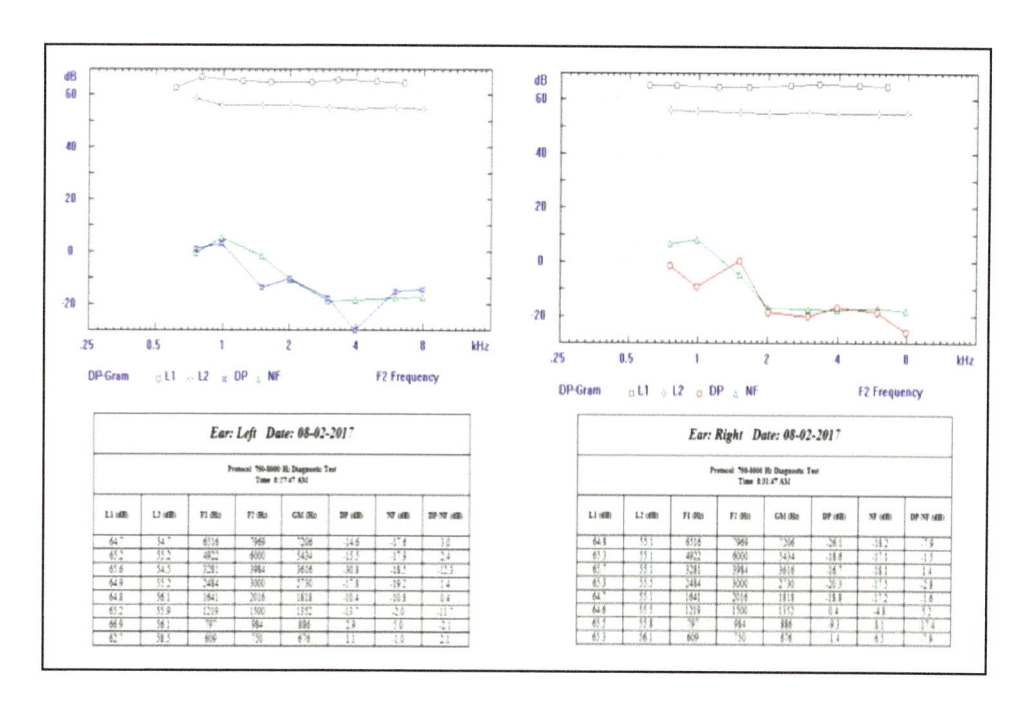

Para avaliação de limiares de frequência específicos (em dBNA), respostas auditivas de estado estável com tom puro modulado em AM/FM. Essa técnica permite detectar resíduos auditivos não detectados aos cliques. Em orelha esquerda, limiar em 65 dB em 500 Hz, 75 dB em 1.000 Hz e 85 dB em 2.000 e 4.000 Hz. Na orelha direita, limiar em 85 dB em 500 Hz, 80 dB em 1.000, 100 dB em 2.000 e 90 dB em 4.000 Hz.

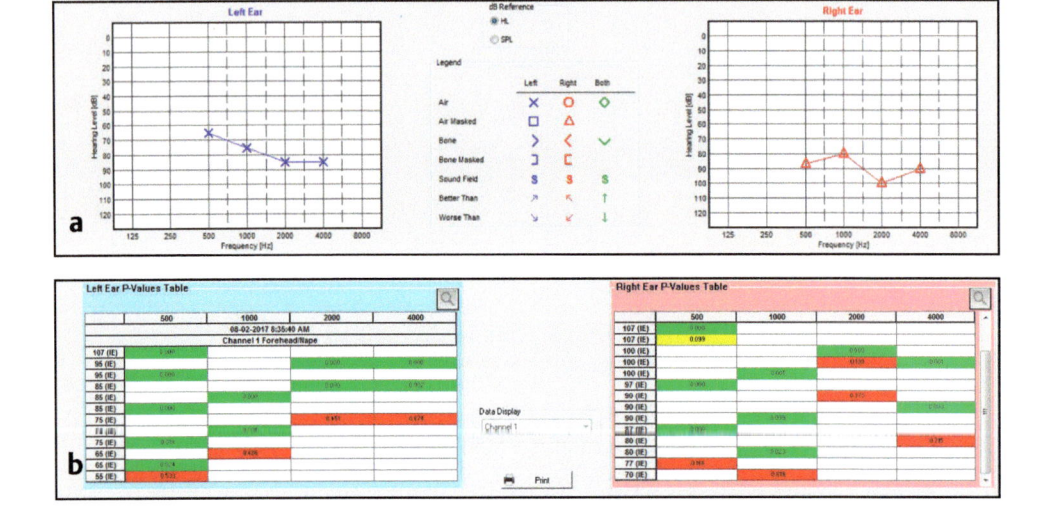

Em pacientes com perda auditiva neurossensorial severo-profunda, a avaliação de resíduos auditivos por frequência específica é de grande valia para a adaptação de aparelho de amplificação sonora individual e até da escolha do lado do implante coclear.

CASO 4

Paciente do sexo feminino, 4 anos. Mãe teve citomegalovírus (CMV) na gestação. Parto cesáreo, a termo, 3.020 g. Criança nasceu com CMV congênito e microcefalia, ficou quatro dias em isolamento. TANU: passou bilateral. Desenvolveu epilepsia e apresenta atraso global do desenvolvimento. Com 1 ano de vida fez PEATE que mostrou, à direita, morfologia, latências e intervalos interpicos preservados para a faixa etária e limiar de 20 dBNA. À esquerda, morfologia pobre com apenas onda V replicável e de latência aumentada, limiar eletrofisiológico em 70 dBNA.

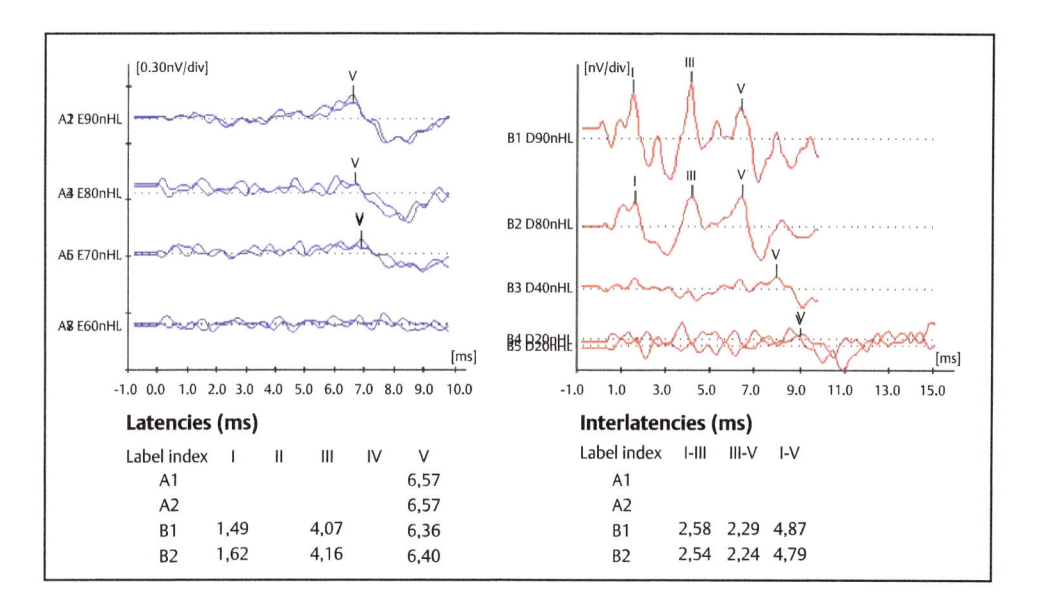

Latencies (ms)

Label index	I	II	III	IV	V
A1					6,57
A2					6,57
B1	1,49		4,07		6,36
B2	1,62		4,16		6,40

Interlatencies (ms)

Label index	I-III	III-V	I-V
A1			
A2			
B1	2,58	2,29	4,87
B2	2,54	2,24	4,79

Na mesma data, as emissões mostram respostas presentes na maioria das frequências à direita e ausentes à esquerda.

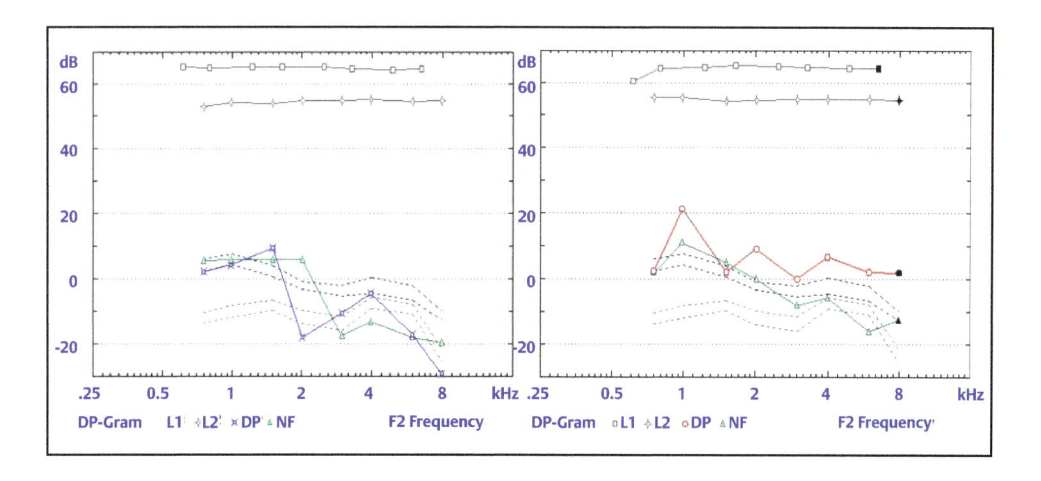

Seis meses depois (1 ano e 8 meses de vida), ao PEATE clique, observou-se maturação da via auditiva, à direita, com diminuição das latências e dos intervalos interpicos. O limiar manteve-se em 20 dBNA. Entretanto, à esquerda, não houve mais respostas em 90 dBNA aos cliques rarefeitos e condensados.

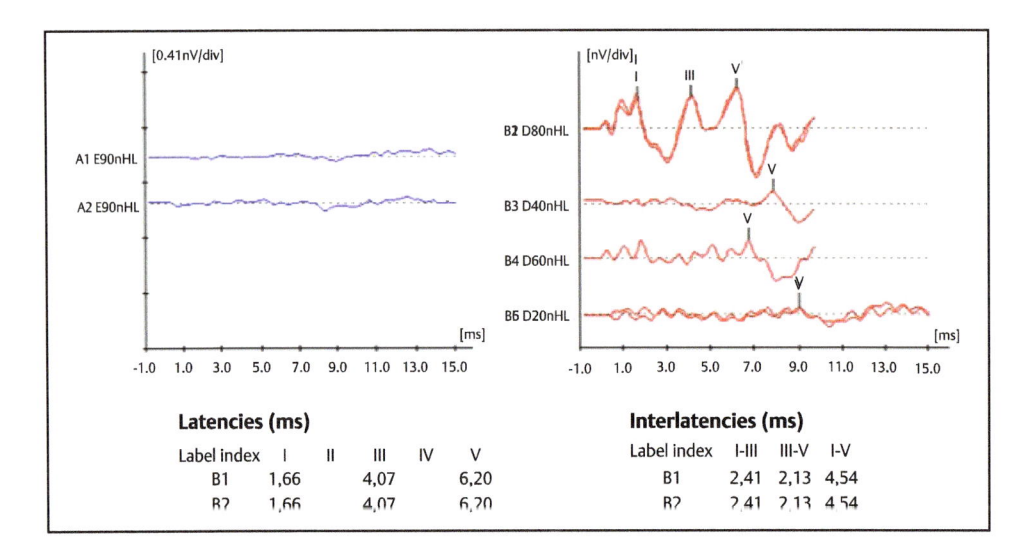

Latencies (ms)

Label index	I	II	III	IV	V
B1	1,66		4,07		6,20
B2	1,66		4,07		6,20

Interlatencies (ms)

Label index	I-III	III-V	I-V
B1	2,41	2,13	4,54
B2	2,41	2,13	4,54

Na via óssea, ausência de respostas à esquerda, confirmando perda neurossensorial, e limiar em 20 dBNA à direita.

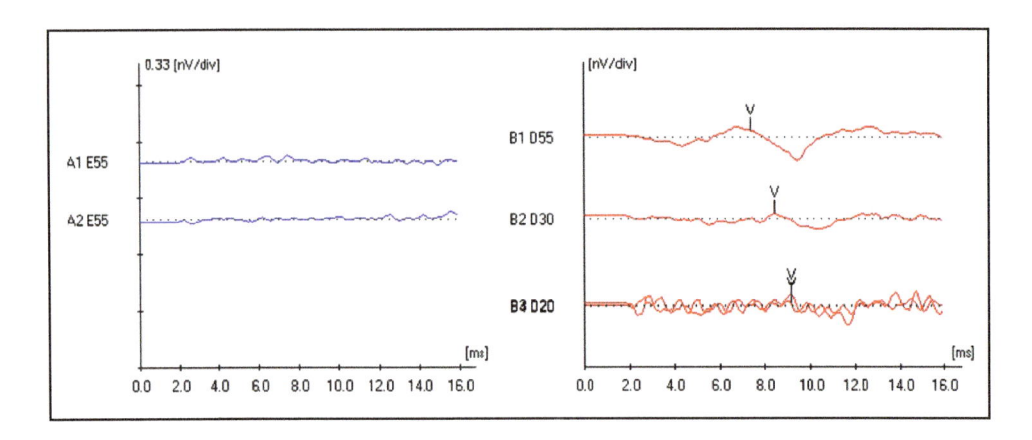

A avaliação de frequência específica foi realizada com *tone burst* à direita (técnica ascendente) com limiares (em dBNA) em 40 em 500 e 1.000 Hz, 30 em 2.000 Hz e 20 em 4.000 Hz.

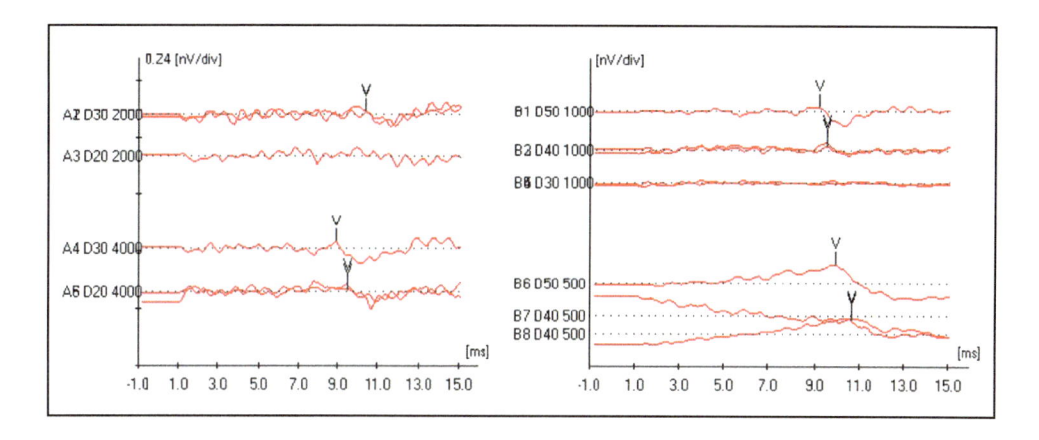

No lado esquerdo, foi utilizada técnica de respostas auditivas de estado estável com tom puro modulado que mostrou resíduos auditivos em 500 e 1.000 Hz de 100 e 90 dBNA, respectivamente, e ausência de respostas em 2.000 e 4.000 Hz. Houve progressão da perda auditiva à esquerda no segundo ano de vida.

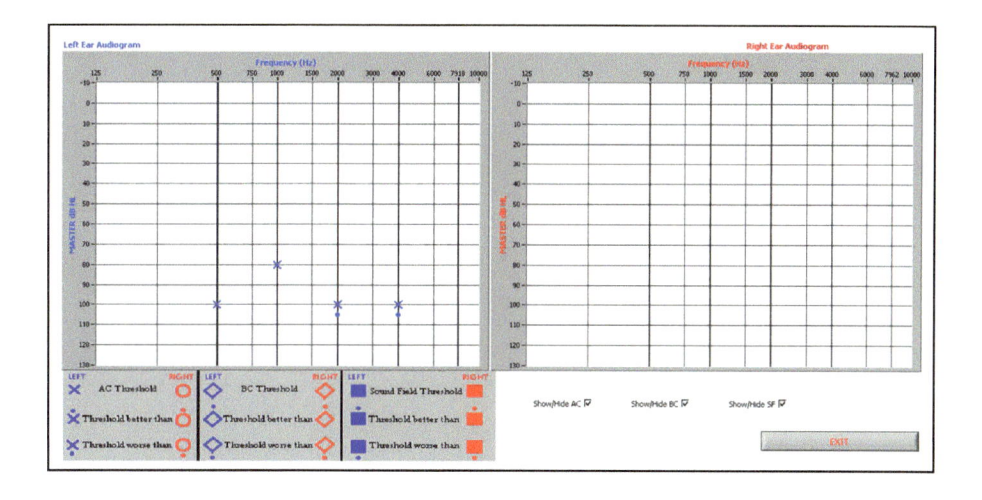

Aos 4 anos de idade, foi realizada reavaliação. Ao PEATE clique, manteve-se a ausência de respostas, à esquerda, em 90 dBNA por via aérea e 55 dBNA por via óssea. À direita, observou-se morfologia e latências normais, com discreta elevação do limiar para 25 dBNA por via aérea e por via óssea.

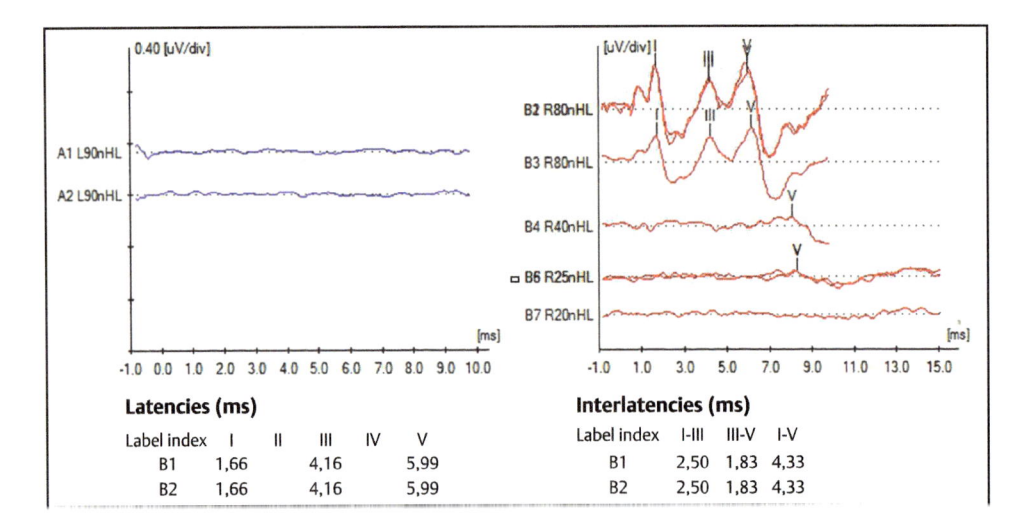

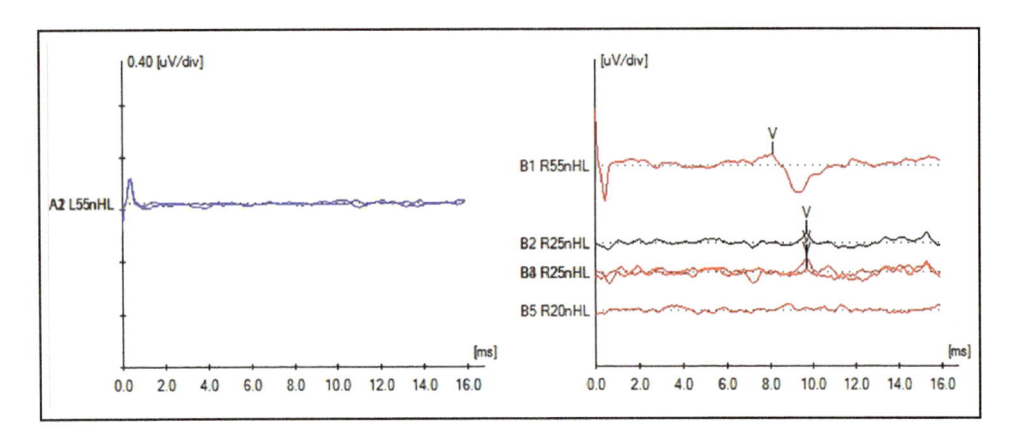

Latencies (ms)

Label index	I	II	III	IV	V
B1	1,66		4,16		5,99
B2	1,66		4,16		5,99

Interlatencies (ms)

Label index	I-III	III-V	I-V
B1	2,50	1,83	4,33
B2	2,50	1,83	4,33

No entanto, na avaliação de frequência específica, os limiares, à direita, ficaram estáveis. À esquerda, observou-se a perda dos restos auditivos, com perda profunda em todas as frequências testadas.

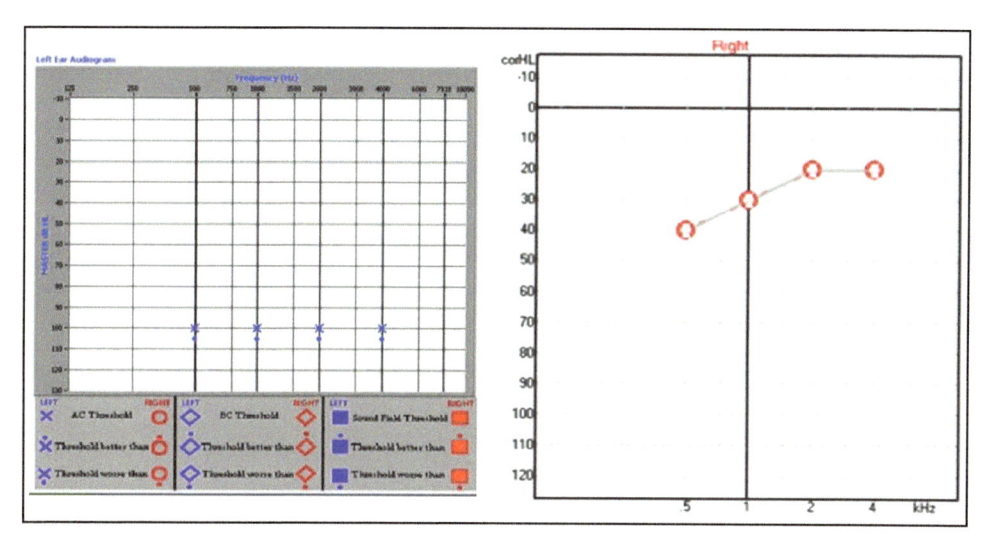

Destacamos o caráter progressivo da perda auditiva de criança com CMV congênito, que, nesse caso, foi assimétrico. Há necessidade de acompanhamento auditivo estreito, nos primeiros anos de vida, para ajustes de aparelho auditivo ou até indicação de implante coclear.

CASO 5

Paciente do sexo feminino, 3 meses de vida. Parto cesáreo com 35 semanas, peso de 2.650 g, APGAR 9 e 10. Não fez TANU por apresentar agenesia de CAE à direita e apêndice auricular à esquerda. Ultrassonografia de rins e vias urinárias sem alterações. A tomografia de ossos temporais, de corte coronal, mostrou cócleas bem formadas bilateralmente, ausência de conduto auditivo externo à direita e lateralização de cadeia ossicular. À esquerda, conduto e orelha média, normais.

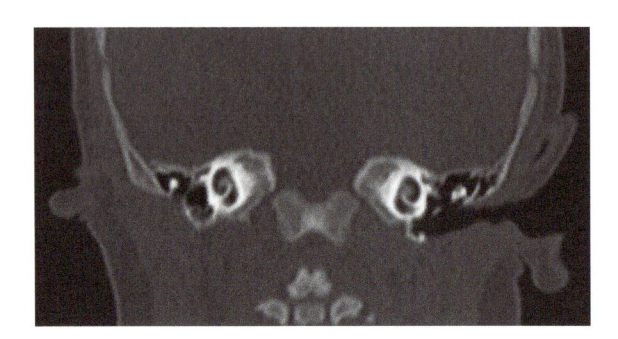

Ao PEATE clique por via aérea, à esquerda, respostas com morfologia, latências e intervalos interpicos preservados para a faixa etária e limiar em 20 dBNA. À direita, observa-se morfologia pobre, aumento de todas as latências, mas intervalos interpicos preservados. Limiar eletrofisiológico em 60 dBNA por via aérea.

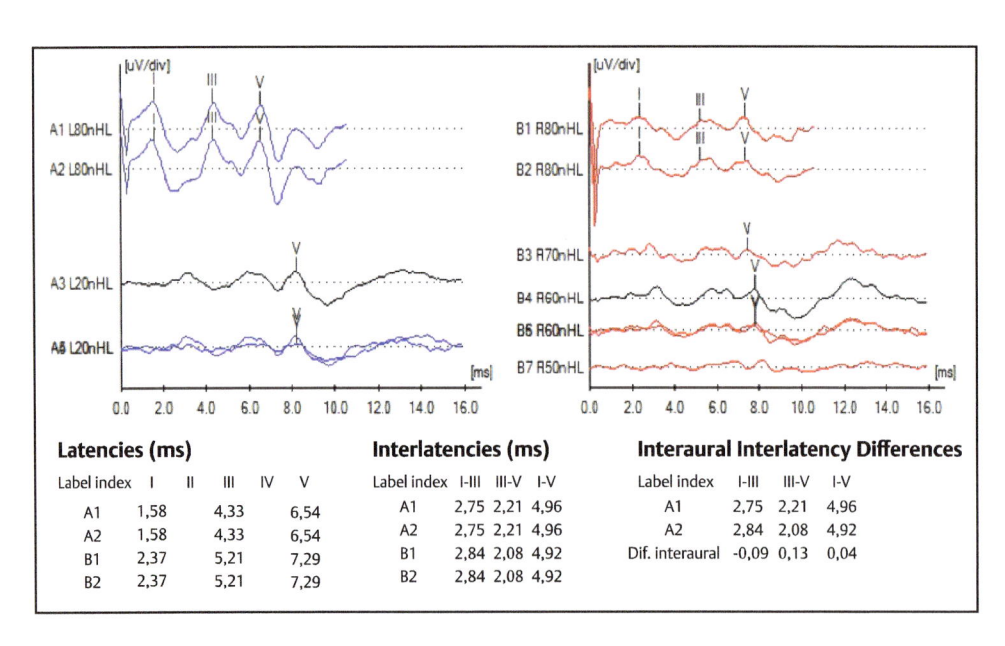

Latencies (ms)

Label index	I	II	III	IV	V
A1	1,58		4,33		6,54
A2	1,58		4,33		6,54
B1	2,37		5,21		7,29
B2	2,37		5,21		7,29

Interlatencies (ms)

Label index	I-III	III-V	I-V
A1	2,75	2,21	4,96
A2	2,75	2,21	4,96
B1	2,84	2,08	4,92
B2	2,84	2,08	4,92

Interaural Interlatency Differences

Label index	I-III	III-V	I-V
A1	2,75	2,21	4,96
A2	2,84	2,08	4,92
Dif. interaural	-0,09	0,13	0,04

A via óssea foi testada por frequência específica com resultado normal em ambas orelhas (20 dBNA em todas as frequências testadas). Na via aérea, os limiares foram normais à esquerda. À direita, limiar (em dBNA) em 60 em 500 e 1.000 Hz e 50 em 2.000 e 4.000 Hz. Desta forma, foi possível estimar *gap* aero-ósseo do lado direito.

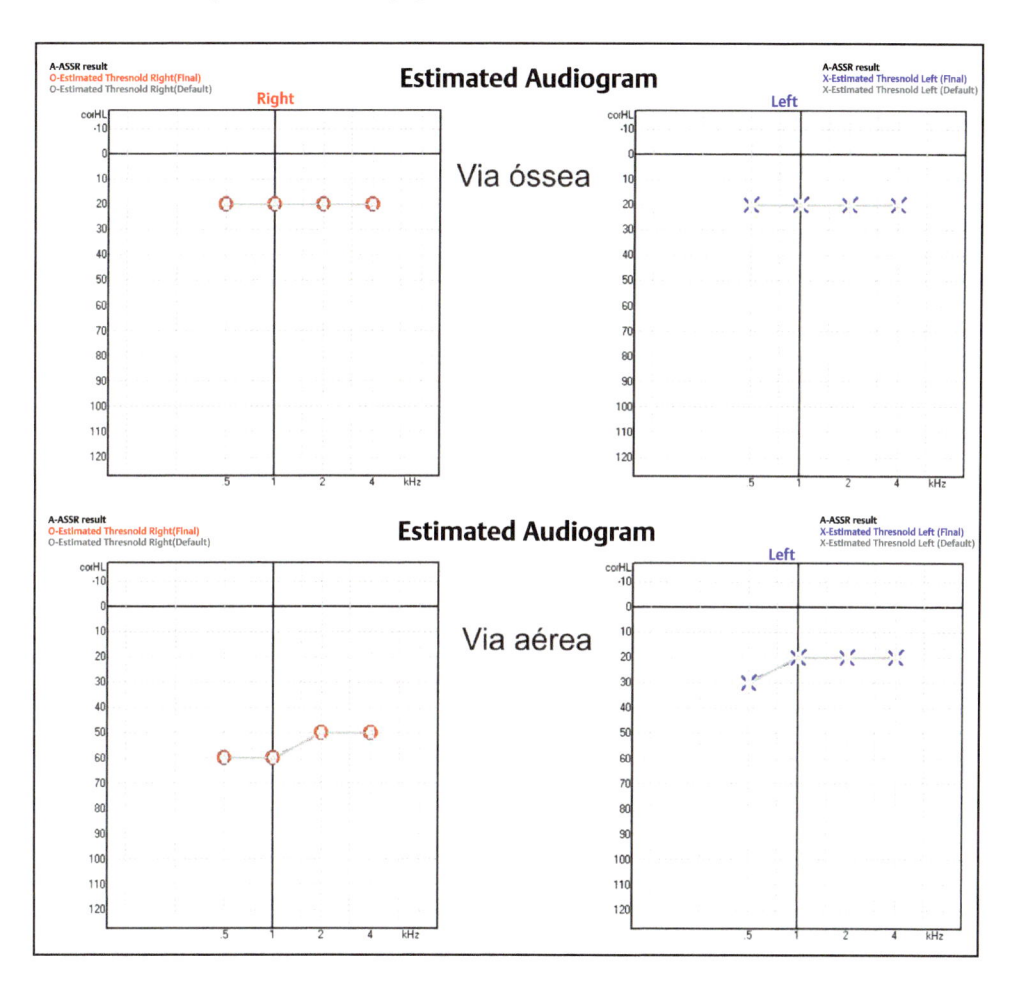

A avaliação de frequência específica por via óssea é muito importante em crianças que podem se beneficiar de prótese auditiva osteoancorada.

CASO 6

Paciente do sexo feminino, 2 anos de idade. Parto cesáreo, a termo, peso 3.200 g, passou na TANU bilateralmente. Frequenta escola há 1 ano. Encaminhada para avaliação auditiva por atraso no desenvolvimento da fala. Ao PEATE clique, respostas com morfologia, latências e intervalos interpicos preservados. Limiar eletrofisiológico em 20 dBNA bilateralmente.

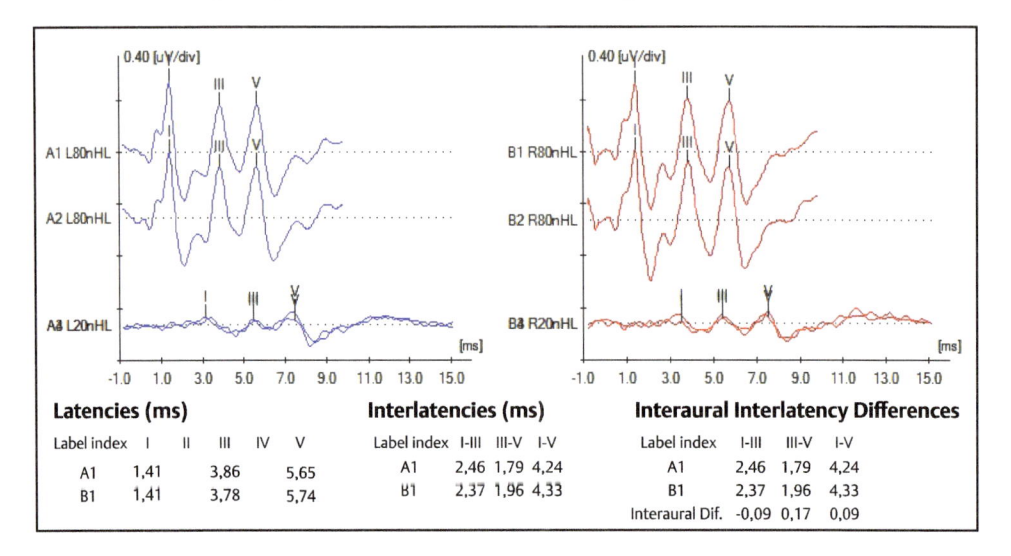

Latencies (ms)

Label index	I	II	III	IV	V
A1	1,41		3,86		5,65
B1	1,41		3,78		5,74

Interlatencies (ms)

Label index	I-III	III-V	I-V
A1	2,46	1,79	4,24
B1	2,37	1,96	4,33

Interaural Interlatency Differences

Label index	I-III	III-V	I-V
A1	2,46	1,79	4,24
B1	2,37	1,96	4,33
Interaural Dif.	-0,09	0,17	0,09

Exame complementado com respostas auditivas de estado estável que mostrou limiares (em dBNA) em 30, 20, 20 e 20 à direita e 20, 20, 20 e 20 à esquerda nas frequências de 500, 1.000, 2.000 e 4.000 Hz, respectivamente. Limiares dentro da normalidade bilateralmente, obtidos em 12 minutos de exame.

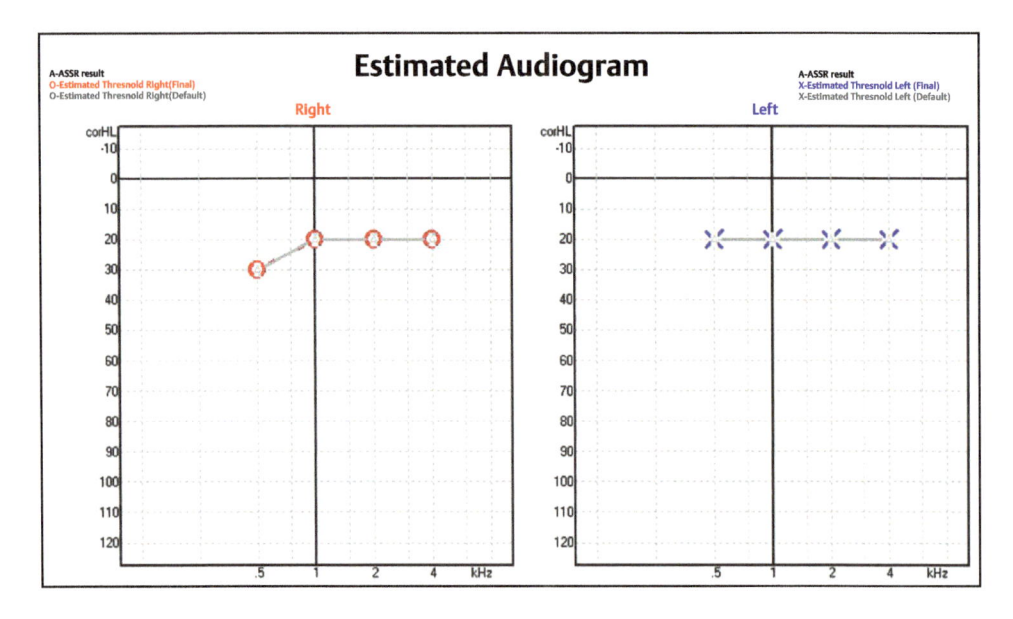

A seguir, foi realizado PEATE com estímulo de fala (/da/) que mostrou presença de todos os componentes com latências dentro do esperado, exceto da onda O com latência discretamente aumentada. Esse componente corresponde ao *offset*, ou seja, o fim do estímulo.

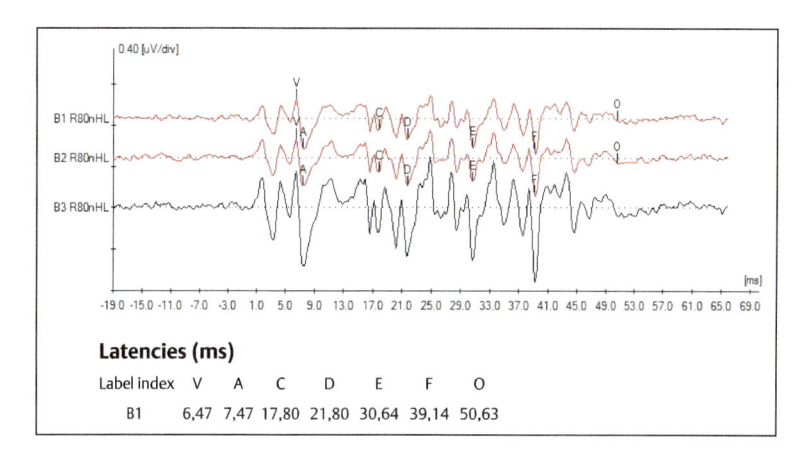

Latencies (ms)

Label index	V	A	C	D	E	F	O
B1	6,47	7,47	17,80	21,80	30,64	39,14	50,63

Nos casos de atraso de fala, é interessante complementar a avaliação da via auditiva com estímulo de fala que permite analisar como o tronco encefálico e as estruturas subcorticais processam a fala. Em 2019, esse teste ainda não faz parte da rotina clínica.

CASO 7

Paciente do sexo masculino, 1 ano e 3 meses. Parto normal, a termo, peso 1.795 g, APGAR 4/10. Teve apneia, hipotonia e bradicardia na sala de parto. Ficou 7 dias na UTI neonatal. TANU: passou apenas na orelha esquerda. Avaliação genética detectou deleção do cromossomo 4 e pseudo-hipoaldosteronismo. A criança apresenta atraso global de desenvolvimento e a mãe acha que ela escuta pouco.

Com 9 meses de vida, fez audiometria comportamental e localizou sons de média intensidade bilateralmente. Timpanometria tipo A à direita e tipo B à esquerda.

Ao PEATE clique por via aérea, observou-se respostas com morfologia pobre, ondas de pequena amplitude em ambas as orelhas. Aumento de todas as latências e intervalo I-V discretamente aumentado para a faixa etária bilateralmente. Limiar eletrofisiológico em 70 dBNA à direita e 80 dBNA à esquerda por via aérea.

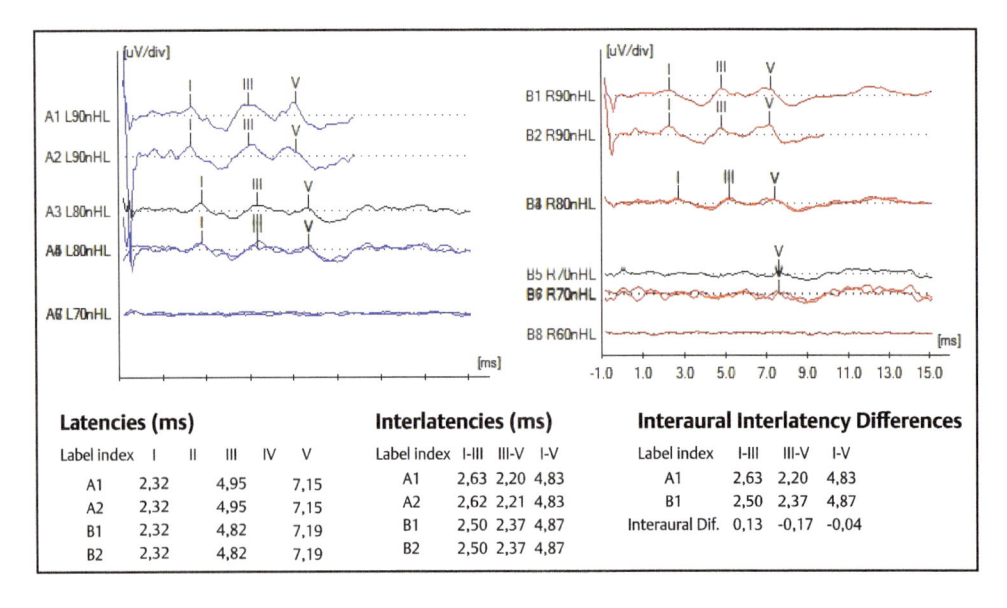

Latencies (ms)					Interlatencies (ms)				Interaural Interlatency Differences			
Label index	I	II	III	IV	V	Label index	I-III	III-V	I-V	Label index	I-III	III-V	I-V
A1	2,32		4,95		7,15	A1	2,63	2,20	4,83	A1	2,63	2,20	4,83
A2	2,32		4,95		7,15	A2	2,62	2,21	4,83	B1	2,50	2,37	4,87
B1	2,32		4,82		7,19	B1	2,50	2,37	4,87	Interaural Dif.	0,13	-0,17	-0,04
B2	2,32		4,82		7,19	B2	2,50	2,37	4,87				

Dado o limiar elevado, procedeu-se a complementação com via óssea, que mostrou limiar em 40 dBNA em ambas as orelhas.

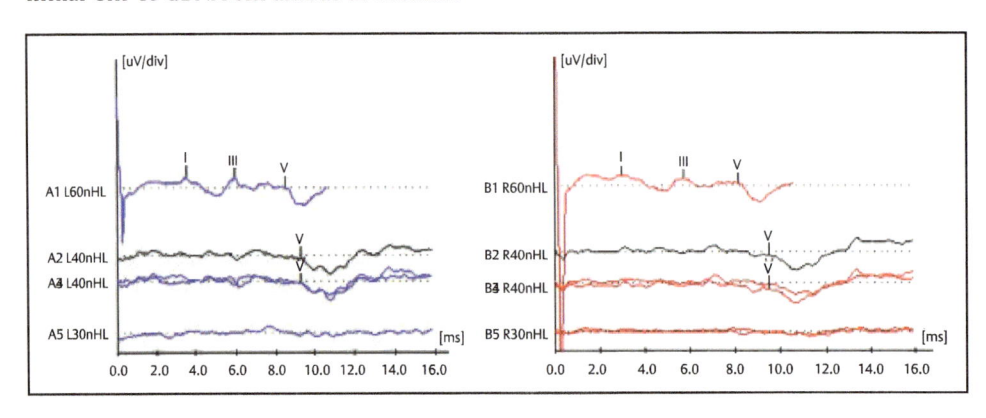

CASOS CLÍNICOS

O conjunto destes resultados indica perda auditiva mista (neurossensorial + condutiva) bilateralmente, mas não caracteriza as curvas audiométricas. Esses dados são insuficientes para tratamento. É essencial a complementação com avaliação de frequência específica. A **via aérea** foi realizada com estímulo Chirp e mostrou limiares (dBNA) em 80, 90, 80 e 70 à esquerda e 70, 80, 70 e 70 à direita nas frequências de 500, 1.000, 2.000 e 4.000 Hz, respectivamente. Notem que o fator de correção é mínimo ou inexistente à medida que a perda auditiva é mais acentuada. Por **via óssea,** foi utilizado o tom puro modulado AM/FM que mostrou limiares em 20, 20, 40 e 50 à esquerda e 20, 20, 30 e 40 à direita, nas frequências de 500, 1.000, 2.000 e 4.000 Hz, respectivamente.

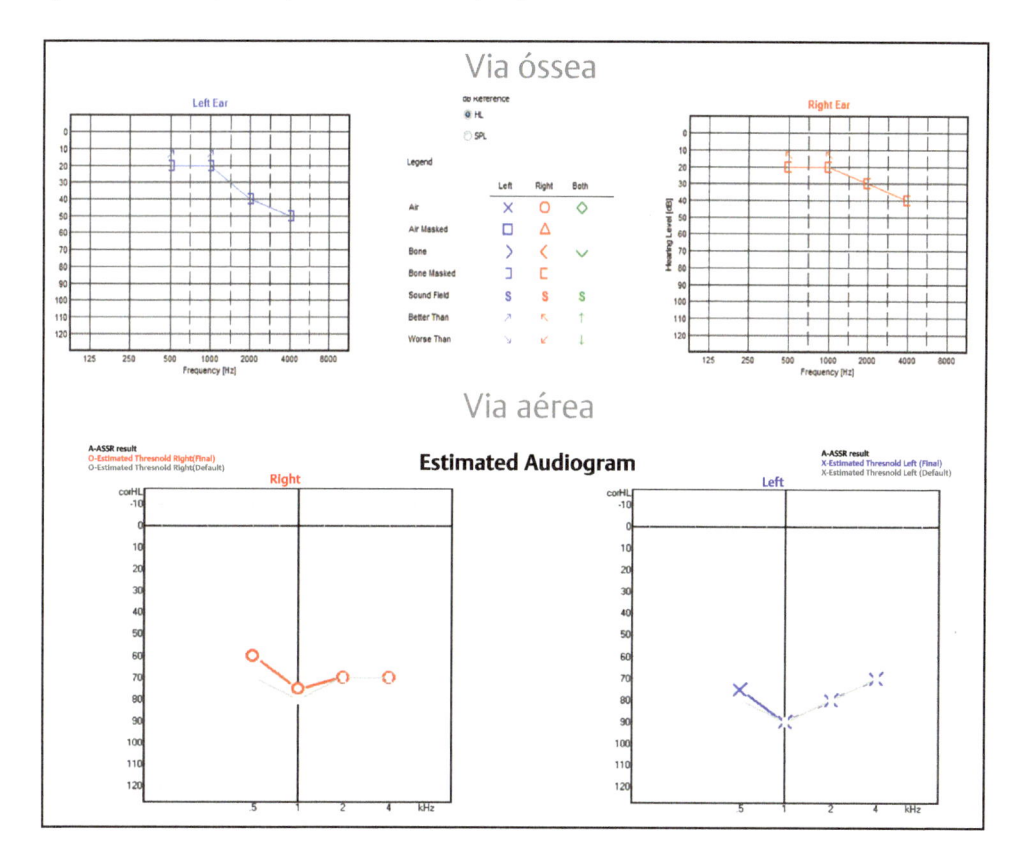

Ficou claro uma perda neurossensorial nas frequências agudas graças à avaliação da via óssea. Esse dado é importante para a correta reabilitação auditiva. Segue exemplo de relatório para PEATE e estado estável (Quadros 14-1 e 14-2).

Quadro 14-1. Relatório de PEATE

Realizado potencial evocado auditivo de tronco encefálico (PEATE), em condições satisfatórias, que mostrou:
- **Orelha direita**: respostas com morfologia pobre. Aumento de todas as latências. Intervalo I-V discretamente aumentado. Limiar eletrofisiológico em 70 dBHL por via aérea e em 40 dBHL por via óssea.
- **Orelha esquerda**: respostas com morfologia pobre. Aumento de todas as latências. Intervalo I-V discretamente aumentado. Limiar eletrofisiológico em 80 dBHL por via aérea e em 40 dBHL por via óssea.

Conclusão:
À **direita**, limiar eletrofisiológico em 70 dBHL por via aérea e em 40 dBHL por via óssea.
À **esquerda**, limiar eletrofisiológico em 80 dBHL por via aérea e em 40 dBHL por via óssea.
BERA não afasta a possibilidade de disfunção retrococlear bilateralmente.
Presença de componente misto bilateral (condutivo + neurossensorial).
Obs.: Exame complementado com avaliação de frequência específica por **via aérea** e por **via óssea** (Respostas Auditivas de Estado Estável).
Otomicroscopia com membranas timpânicas opacas e espessadas bilateralmente.

Quadro 14-2. Relatório de avaliação por Frequência Específica

Realizadas respostas auditivas de estado estável (*steady-state*) por **via aérea** e por **via óssea**, em condições satisfatórias, que mostraram os seguintes resultados:

Orelha direita	500 Hz	1.000 Hz	2.000 Hz	4.000 Hz
Via aérea	70 dBHL	80 dBHL	70 dBHL	70 dBHL
Via óssea*	20 dBHL	20 dBHL	30 dBHL	40 dBHL
Orelha esquerda	500 Hz	1.000 Hz	2.000 Hz	4.000 Hz
Via aérea	80 dBHL	90 dBHL	80 dBHL	70 dBHL
Via óssea*	20 dBHL	20 dBHL	40 dBHL	50 dBHL

*Obtidos com Biologic MASTER.

O conjunto dos exames mostra comprometimento misto (condutivo e neurossensorial) bilateral.

CASO 8

Paciente do sexo masculino, 2 anos e 6 meses de idade. Parto cesáreo, prematuro de 25 semanas. Peso 740 g, APGAR 3/6. Ficou 7 meses internado em UTI neonatal e teve 10 paradas cardiorrespiratórias. Tem broncodisplasia e atraso global de desenvolvimento. Fez PEATE com ausência de respostas bilateralmente.

Em decorrência da possibilidade de imaturidade da via auditiva (parto prematuro de 25 semanas), foi solicitada a repetição do exame. Agora, aos 2 anos e 6 meses, espera-se maturação da via auditiva completa com latências e intervalos interpicos semelhantes aos adultos.

Ao PEATE clique, observou-se ausência de respostas aos cliques rarefeitos e condensados em 90 dBNA por via aérea e em 60 dBNA por via óssea bilateralmente.

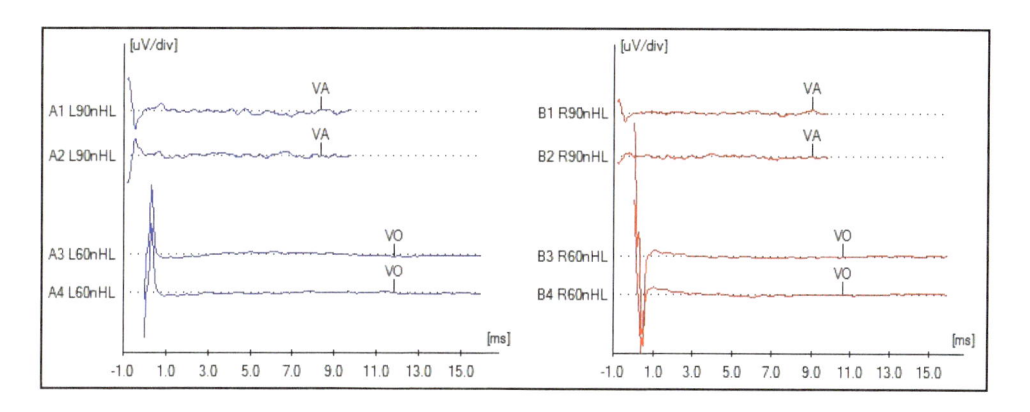

Nas emissões otoacústicas por produtos de distorção, nota-se ausência de respostas em todas as frequências testadas bilateralmente, o que torna improvável a possibilidade de doença do espectro da neuropatia auditiva.

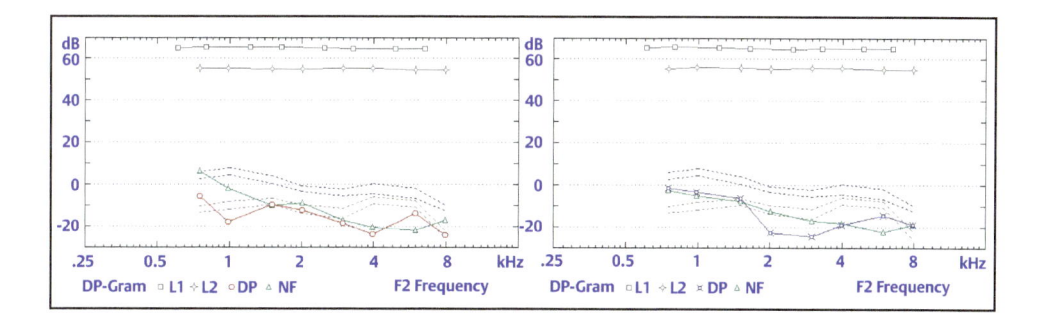

Respostas auditivas de estado estável com tom puro modulado em AM/FM, na máxima intensidade para cada frequência, mostrando ausência de respostas em todas as frequências testadas.

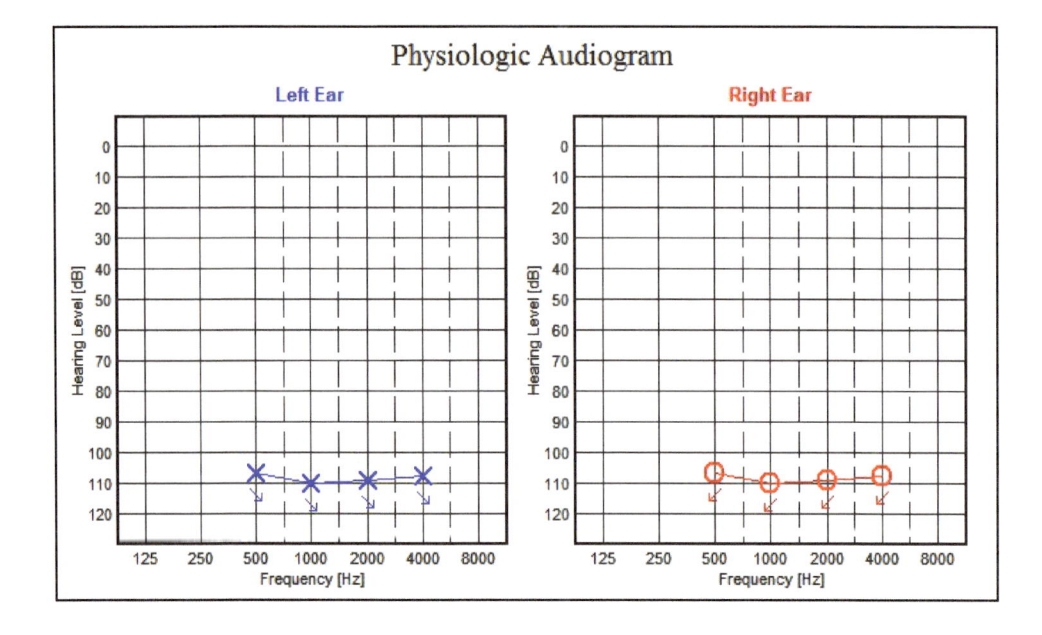

O conjunto dos achados indica perda neurossensorial profunda bilateral e facilita a decisão para indicação de implante coclear.

CASOS CLÍNICOS 133

CASO 9

Paciente do sexo masculino, 3 anos e 3 meses, parto cesárea, a termo, 39 semanas, peso 4.200 g e APGAR 8/9. Passou na TANU no segundo dia de vida e teve alta com a mãe. Foi internado novamente no 3º dia de vida por icterícia importante e diagnosticado com incompatibilidade Rh. Recebeu fototerapia, mas evoluiu para Kernicterus, permanecendo 20 dias em UTI neonatal, e recebeu exsanguinotransfusão. A ressonância magnética de encéfalo com 10 dias de vida mostrou impregnação por bilirrubina em núcleos de base, sobretudo em globo pálido. Apresenta atraso global de desenvolvimento e não fala nenhuma palavra aos 3 anos de idade.

Ao PEATE clique por via aérea, observa-se ausência de respostas neurais aos cliques rarefeitos e condensados em 90 dBNA e em 60 dBNA por via óssea bilateralmente. Notem possível microfonismo coclear em 90 dBNA (imagem em espelho entre 0,5 e 2 ms) mais evidente à direita.

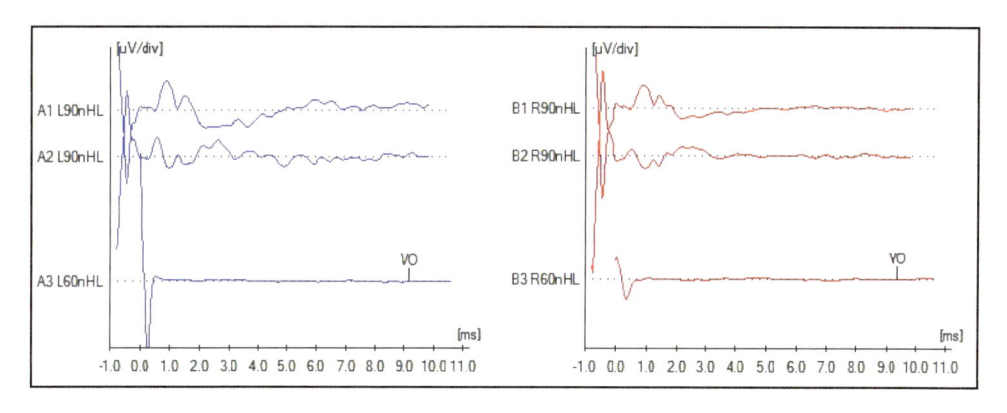

Nas emissões otoacústicas, há presença de respostas em 4, 6 e 8 KHz à direita e 6 e 8 KHz à esquerda. Com esses resultados e mais as alterações de sistema nervoso central, o estado estável não é recomendado.

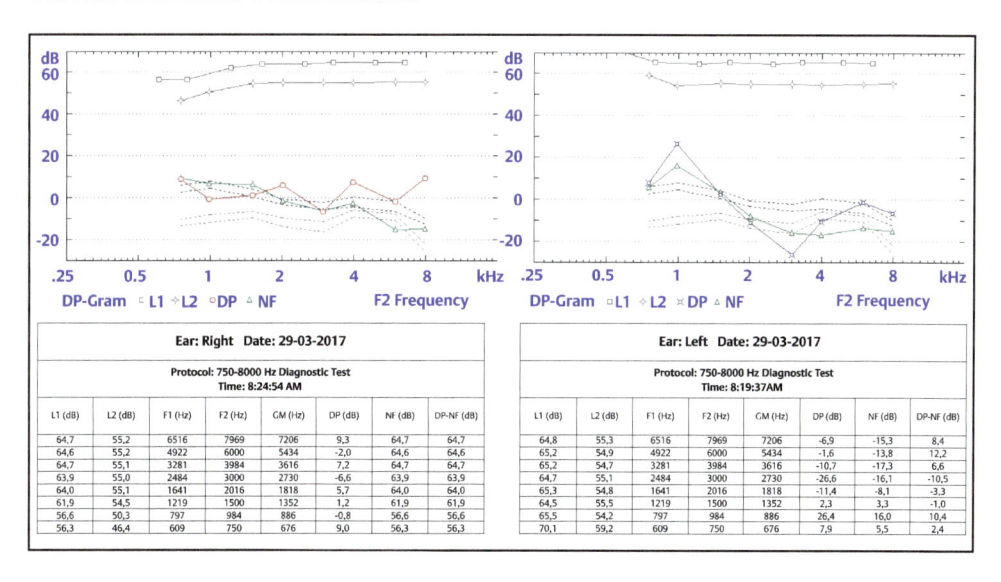

Ear: Right   Date: 29-03-2017
Protocol: 750-8000 Hz Diagnostic Test
Time: 8:24:54 AM

L1 (dB)	L2 (dB)	F1 (Hz)	F2 (Hz)	GM (Hz)	DP (dB)	NF (dB)	DP-NF (dB)
64,7	55,2	6516	7969	7206	9,3	64,7	64,7
64,6	55,2	4922	6000	5434	-2,0	64,6	64,6
64,7	55,1	3281	3984	3616	7,2	64,7	64,7
63,9	55,0	2484	3000	2730	-6,6	63,9	63,9
64,0	55,1	1641	2016	1818	5,7	64,0	64,0
61,9	54,5	1219	1500	1352	1,2	61,9	61,9
56,6	50,3	797	984	886	-0,8	56,6	56,6
56,3	46,4	609	750	676	9,0	56,3	56,3

Ear: Left   Date: 29-03-2017
Protocol: 750-8000 Hz Diagnostic Test
Time: 8:19:37AM

L1 (dB)	L2 (dB)	F1 (Hz)	F2 (Hz)	GM (Hz)	DP (dB)	NF (dB)	DP-NF (dB)
64,8	55,3	6516	7969	7206	-6,9	-15,3	8,4
65,2	54,9	4922	6000	5434	-1,6	-13,8	12,2
65,2	54,7	3281	3984	3616	-10,7	-17,3	6,6
64,7	55,1	2484	3000	2730	-26,6	-16,1	-10,5
65,3	54,8	1641	2016	1818	-11,4	-8,1	-3,3
64,5	55,5	1219	1500	1352	2,3	3,3	-1,0
65,5	54,2	797	984	886	26,4	16,0	10,4
70,1	59,2	609	750	676	7,9	5,5	2,4

O melhor teste para conclusão diagnóstica é a eletrococleografia com frequência específica, preferencialmente com eletrodo transtimpânico, que capta as respostas próximo da cóclea.

Abaixo, observa-se, à direita, presença de resposta neural (AP) ao clique e em todas as frequências testadas.

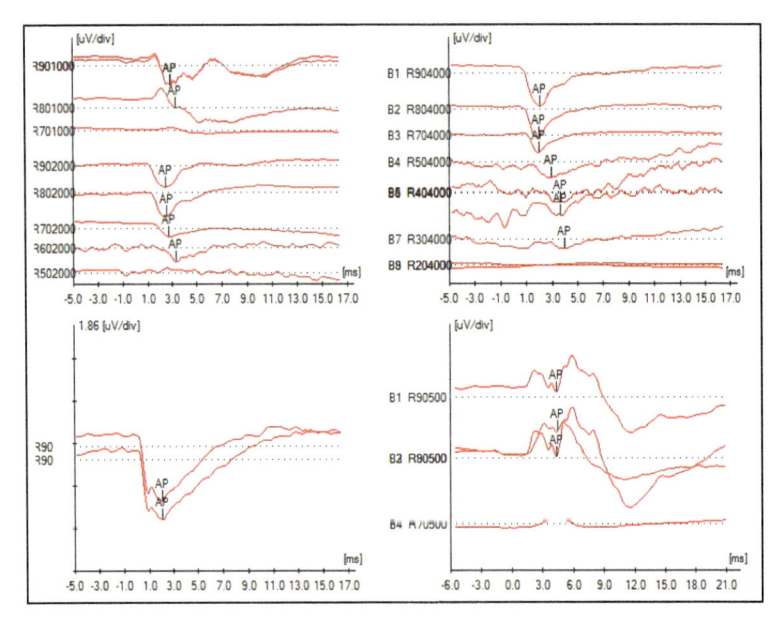

À esquerda, presença de resposta neural ao clique, 2.000 e 4.000 Hz, possível resposta em 500 Hz e ausência de resposta neural em 1.000 Hz.

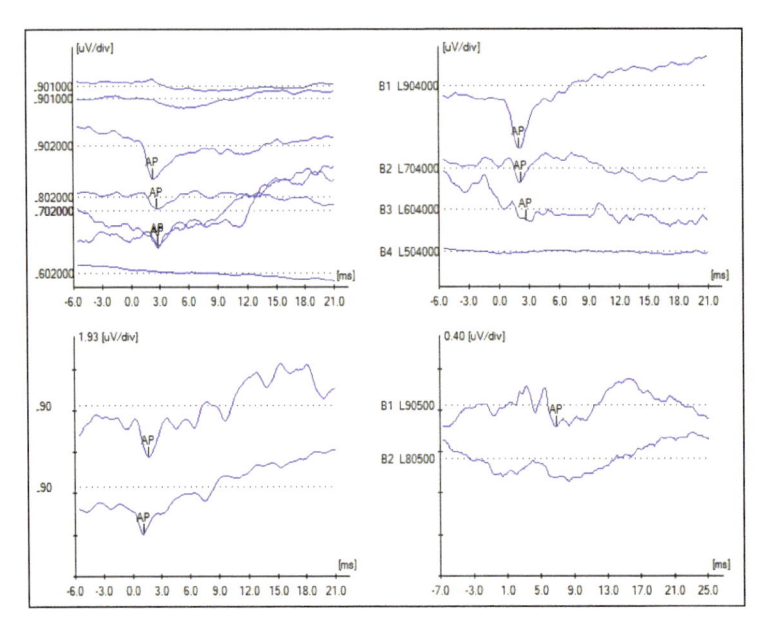

O limiar foi detectado na menor intensidade em que o AP estava presente e está tabulado no relatório (Quadro 14-3). A pesquisa do microfonismo coclear é essencial neste caso.

Quadro 14-3. Relatório

Realizada eletrococleografia, em condições satisfatórias, que mostrou:
- **Orelha direita**: presença de resposta neural ao clique e nas frequências de 500, 1.000, 2.000 e 4.000 Hz. Presença de microfonismo coclear com amplitude aumentada ao clique e em todas as frequências, comprovada pelo clampeamento do fone. Limiar pesquisado pela presença do potencial de ação em cada frequência (ver tabela abaixo)
- **Orelha esquerda**: presença de resposta neural ao clique e nas frequências de 2.000 e 4.000. Possível resposta neural em 90 dBHL na frequência de 500 Hz. Presença de microfonismo coclear com amplitude aumentada ao clique e em todas as frequências comprovada pelo clampeamento do fone. Limiar pesquisado pela presença do potencial de ação em cada frequência (vide tabela abaixo)

Limiares frequência-específicos obtidos por *tone burns* (potencial de ação)

	500 Hz	1.000 Hz	2.000 Hz	4.000 Hz
Orelha direita	90 dBHL	90 dBHL	60 dBHL	30 dBHL
Orelha esquerda	90 dBHL	Sem resposta neural	70 dBHL	60 dBHL

Conclusão:
Exame sugestivo de dessincronia neural bilateral
O conjunto dos exames indica doença do espectro da neuropatia auditiva

Observa-se microfonismo de amplitude aumentada aos cliques e em todas as frequências testadas bilateralmente, comprovado pelo clampeamento do fone.

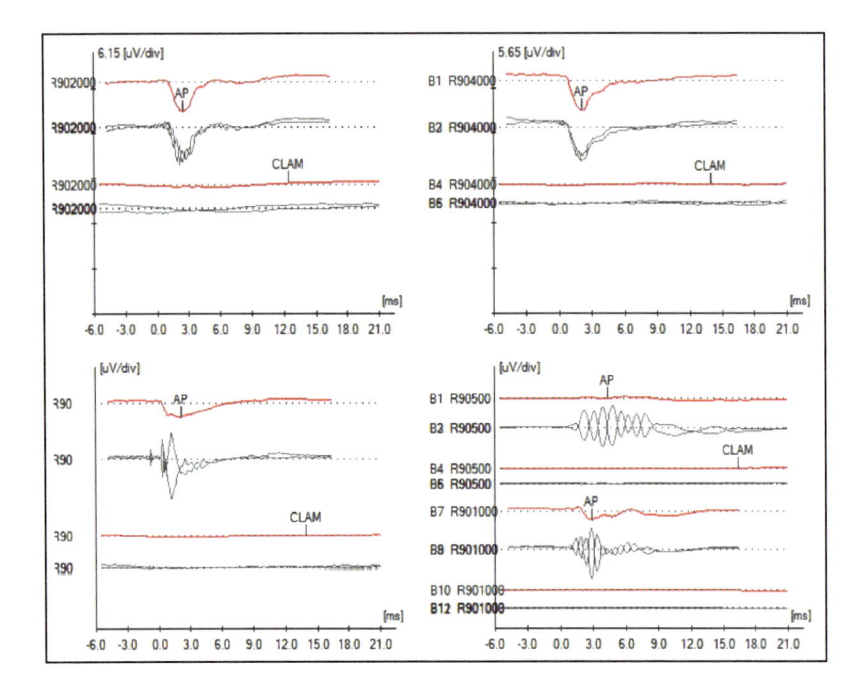

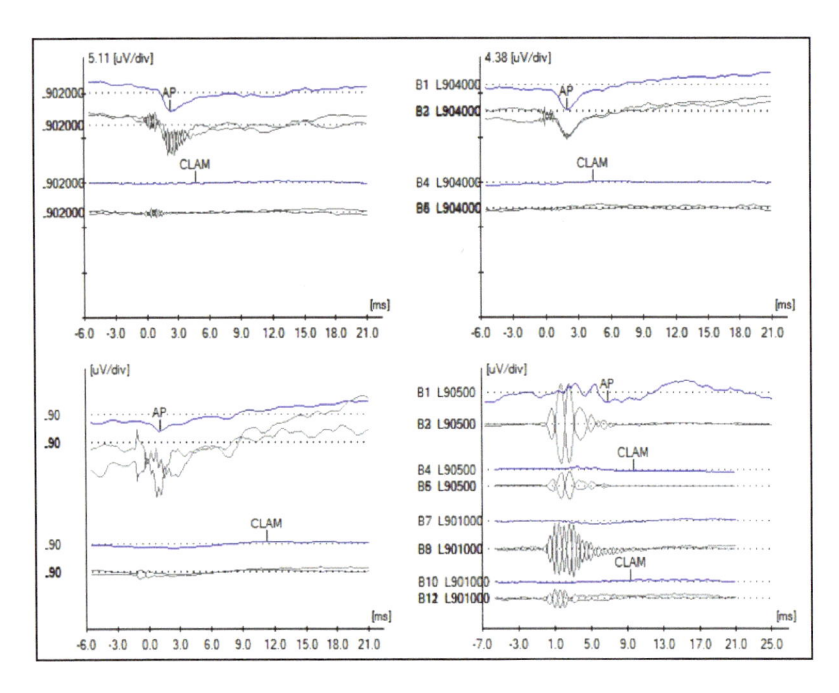

CASO 10

Paciente do sexo feminino, 58 anos, com queixa de tontura tipo desequilíbrio há um ano associada a zumbido esporádico em orelha direita e dificuldade de compreensão da fala quando em ruído competitivo.

Exame clínico otorrinolaringológico sem alterações.

Audiometria tonal mostrou limiares tonais normais em ambas orelhas. Índice de reconhecimento de fala de 92% à direita e 100% à esquerda, com curvas timpanométricas tipo A.

Os reflexos estapedianos foram predominantemente ausentes à direita.

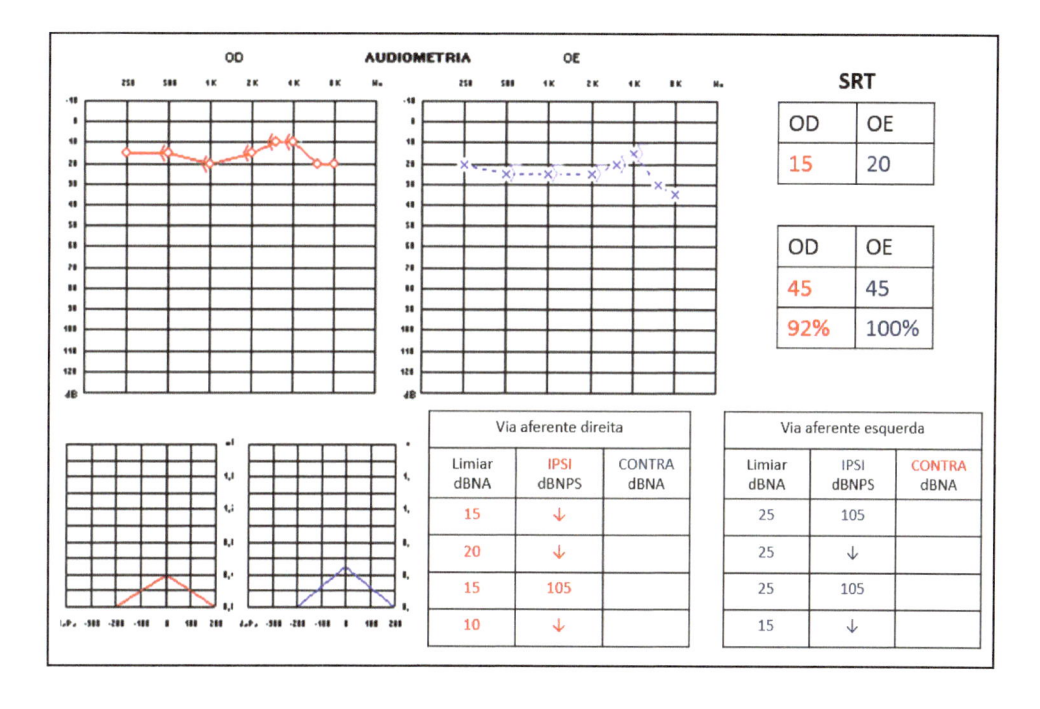

SRT	
OD	OE
15	20

OD	OE
45	45
92%	100%

Via aferente direita			Via aferente esquerda		
Limiar dBNA	IPSI dBNPS	CONTRA dBNA	Limiar dBNA	IPSI dBNPS	CONTRA dBNA
15	↓		25	105	
20	↓		25	↓	
15	105		25	105	
10	↓		15	↓	

Solicitada também avaliação otoneurológica, com resultado normal nos dois lados. As emissões otoacústicas por produtos de distorção mostraram resposta presente nas frequências centrais em ambas as orelhas.

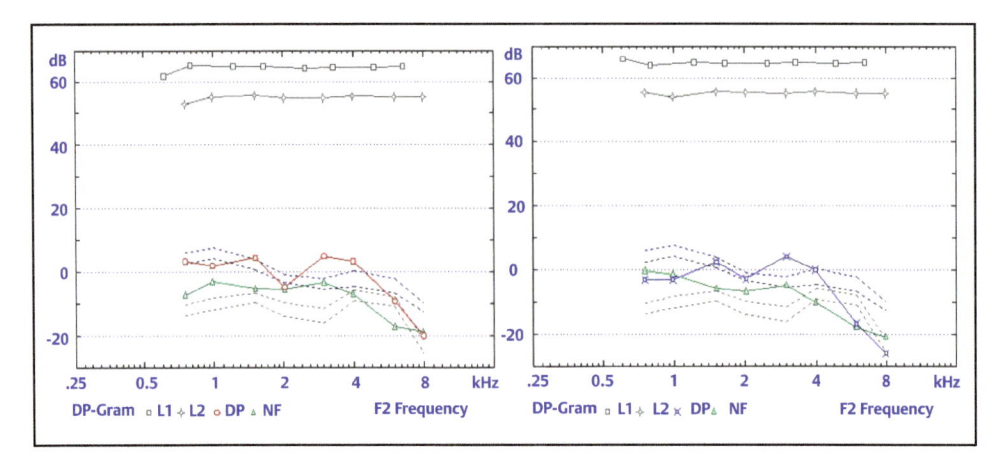

O exame de PEATE foi solicitado por causa do zumbido unilateral e da queixa de dificuldade de compreensão. À esquerda, respostas com morfologia, latências e intervalos interpicos preservados. À direita, respostas com morfologia pior que a esquerda. Aumento latência das ondas III e V preservadas, assim como dos intervalos I-III e I-V. A diferença interaural foi superior a 0,3 ms para todos os intervalos: I-III, I-V, III-V.

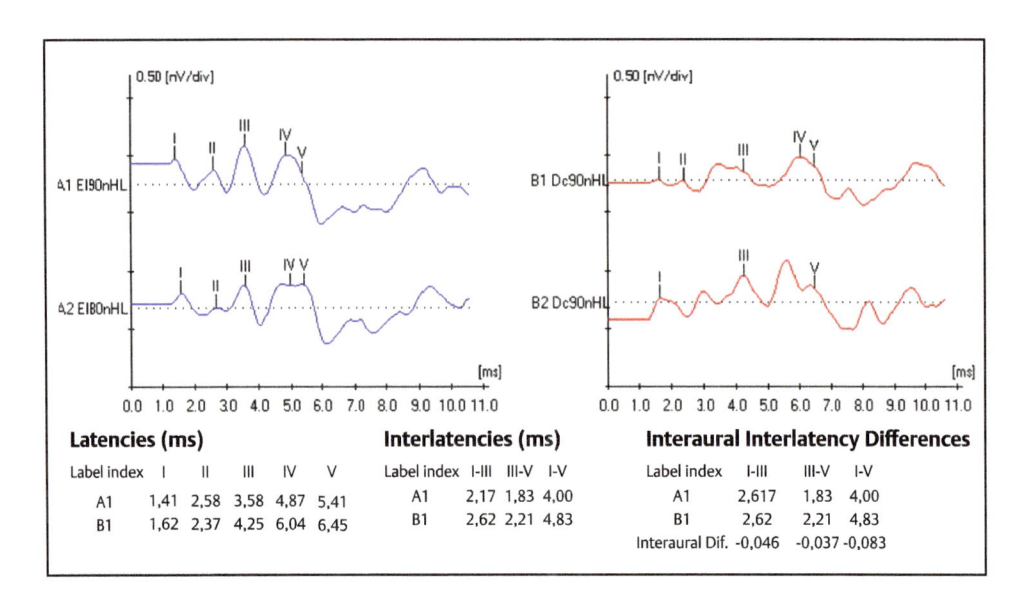

Latencies (ms)

Label index	I	II	III	IV	V
A1	1,41	2,58	3,58	4,87	5,41
B1	1,62	2,37	4,25	6,04	6,45

Interlatencies (ms)

Label index	I-III	III-V	I-V
A1	2,17	1,83	4,00
B1	2,62	2,21	4,83

Interaural Interlatency Differences

Label index	I-III	III-V	I-V
A1	2,617	1,83	4,00
B1	2,62	2,21	4,83
Interaural Dif.	-0,046	-0,037	-0,083

A complementação com ressonância nuclear magnética mostrou schwannoma vestibular do lado direito.

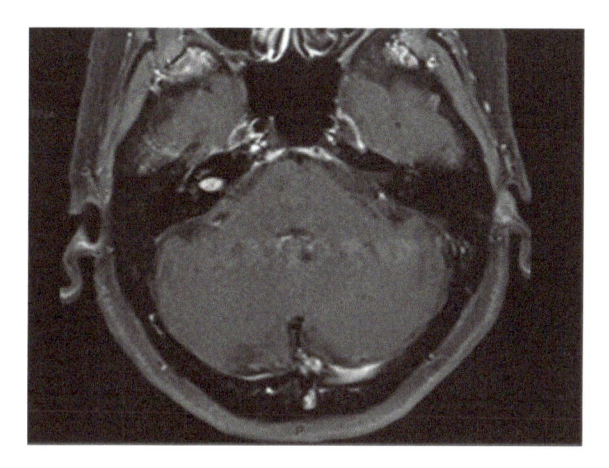

Conclusão: PEATE auxiliou no direcionamento da conduta e do exame de imagem frente a um caso com quadro clínico e audiométrico de características pouco frequentes.

CASO 11

Paciente do sexo feminino, 31 anos. Encaminhada do neurologista com queixa de zumbido bilateral, tipo apito. Não se incomoda com zumbido, nega hipoacusia, nega tontura. Trouxe audiometria.

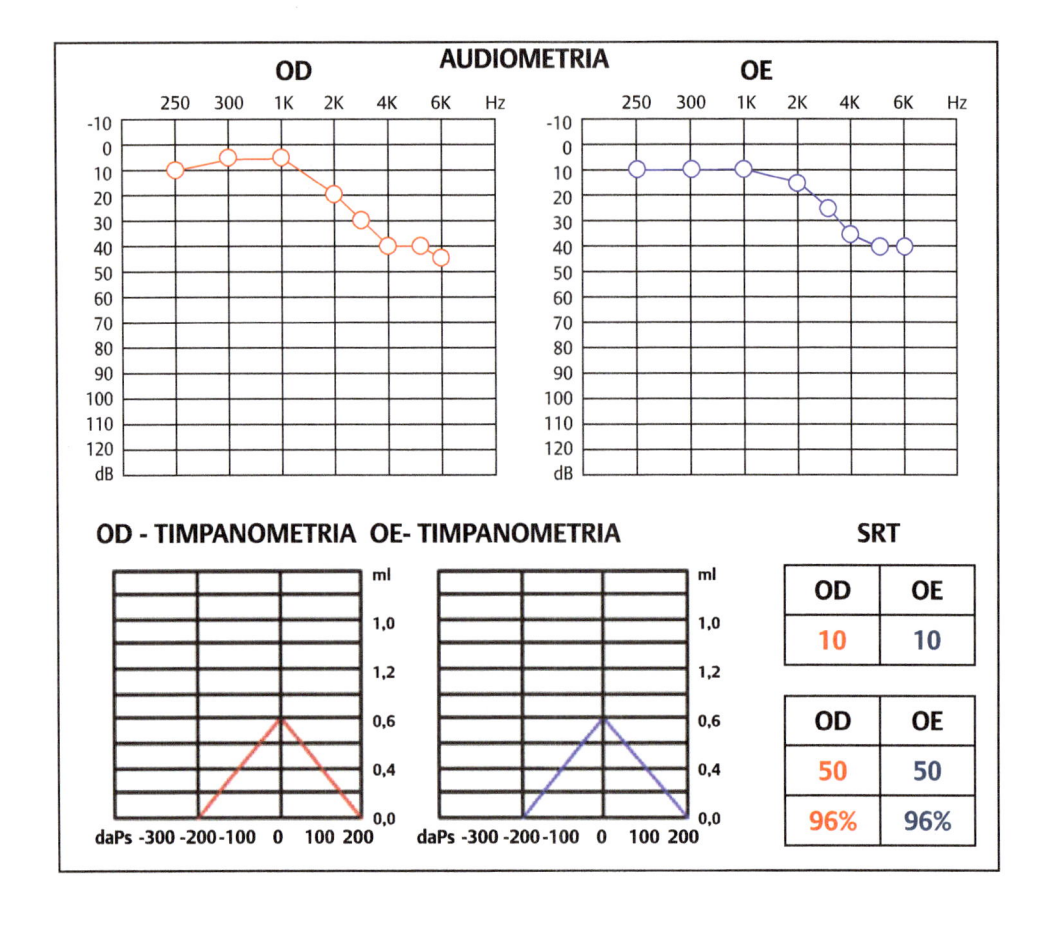

Está em tratamento de esclerose múltipla. Ao PEATE clique observa-se ausência de respostas aos cliques rarefeitos e condensados em 80 e 90 dBNA bilateralmente.

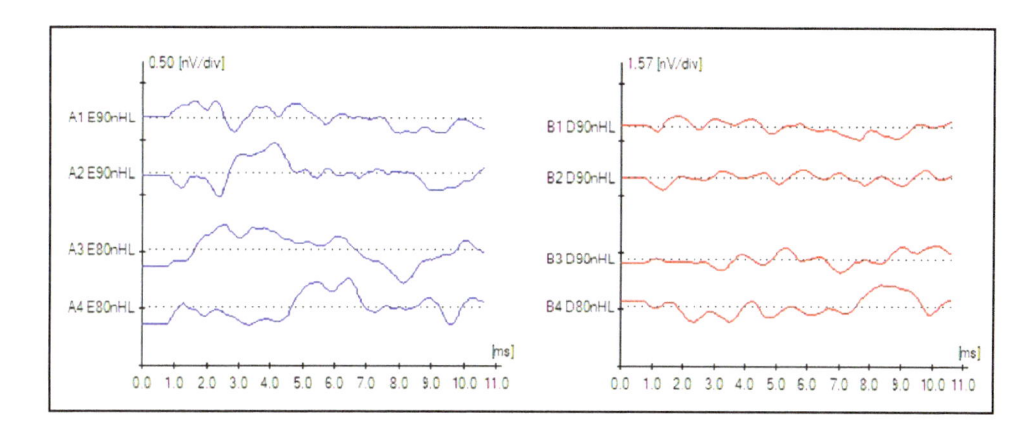

Esse resultado contrasta com a audiometria, idade e queixa da paciente. Em paciente com esclerose múltipla, indica dessincronização das vias auditivas e indica comprometimento neurológico das estruturas de tronco encefálico. Lembre de perguntar as comorbidades ao paciente!

CASO 12 – ESTRATÉGIAS DE EXAME – ESTIMULAÇÃO LENTA E RÁPIDA

Paciente do sexo masculino, 73 anos, com dislipidemia e hipertensão arterial. Audiometria com perda neurossensorial leve a moderada em frequências agudas, mas acentuada à direita (exame não mostrado). No PEATE em 90 dBNA com 21,1 estímulos/segundo não se observam respostas replicáveis.

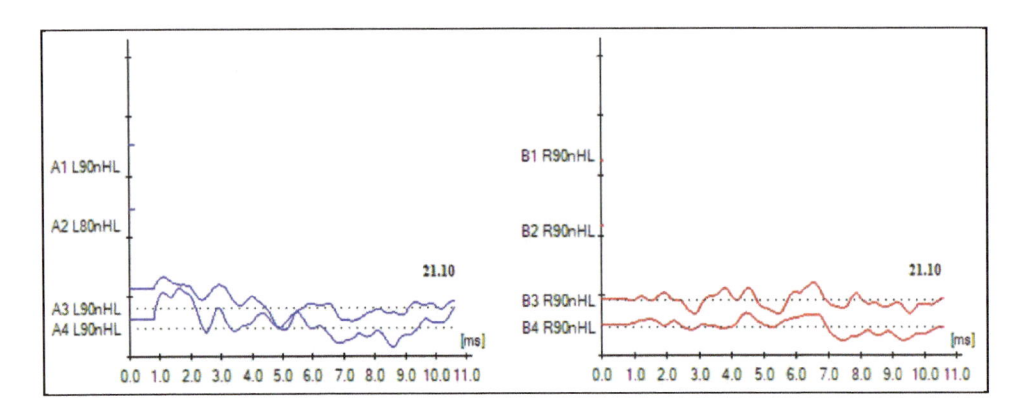

Quando a taxa de estimulação é reduzida para 11,3/segundo, podem ser observadas ondas I, III e V replicáveis bilateralmente. Note morfologia pior das ondas e aumento do intervalo I-III e I-V à direita, indicando disfunção retrococlear neste lado.

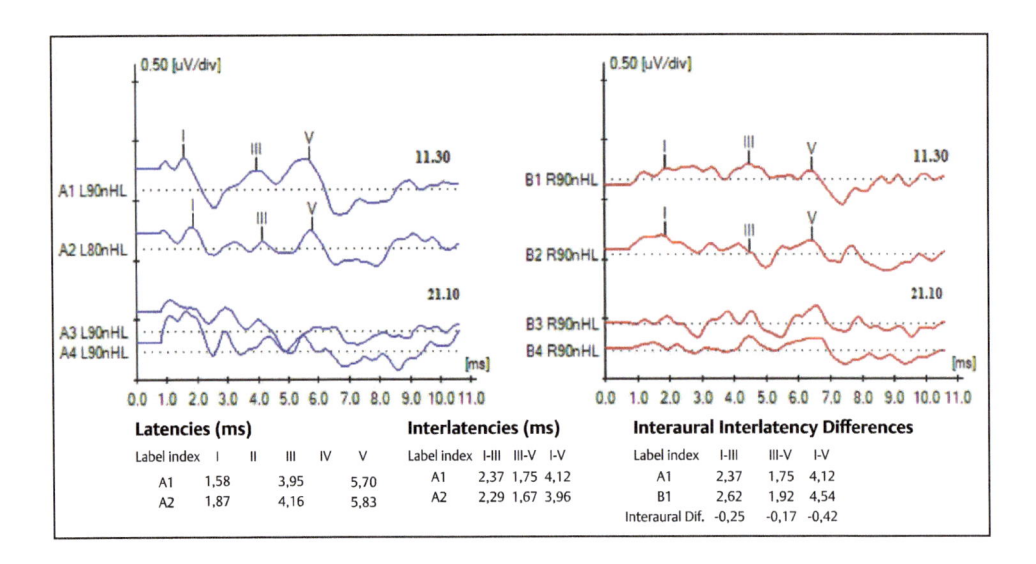

Latencies (ms)

Label index	I	II	III	IV	V
A1	1,58		3,95		5,70
A2	1,87		4,16		5,83

Interlatencies (ms)

Label index	I-III	III-V	I-V
A1	2,37	1,75	4,12
A2	2,29	1,67	3,96

Interaural Interlatency Differences

Label index	I-III	III-V	I-V
A1	2,37	1,75	4,12
B1	2,62	1,92	4,54
Interaural Dif.	-0,25	-0,17	-0,42

Quando não conseguimos respostas na estimulação padrão com 21/segundo, pode-se realizar o exame com 11 estímulos/segundo, o que facilita a sincronia neural. Essa estratégia pode ser vantajosa em idosos.

CASOS CLÍNICOS

Paciente do sexo feminino, 60 anos, com tontura e desequilíbrio há 2 anos e tendência de queda para direita. As crises são diárias, duram minutos e são de moderada intensidade. Zumbido e perda auditiva à esquerda, há 2 anos. A audiometria mostra perda neurossensorial em rampa moderada a severa à esquerda e limiares normais à direita. Discriminação de 44% à esquerda e 100% à direita (audiometria não mostrada). Ao PEATE observamos aumento importante da latência das ondas III e V, bem como dos intervalos interpicos I-III e I-V à esquerda. À direita, morfologia, latências e intervalos interpicos normais.

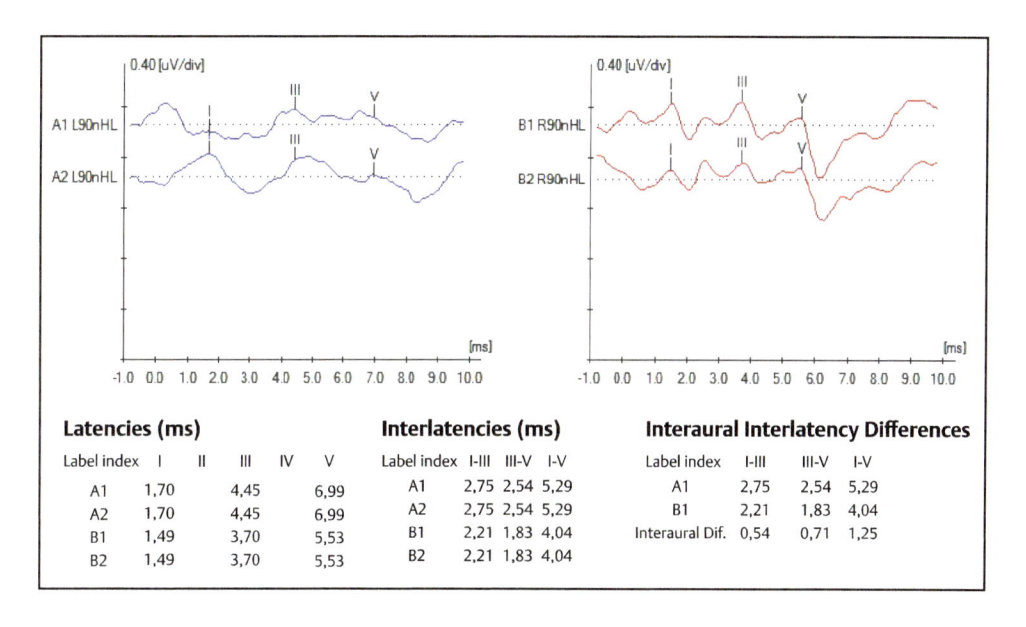

Latencies (ms)					Interlatencies (ms)				Interaural Interlatency Differences			
Label index	I	II	III	IV V	Label index	I-III	III-V	I-V	Label index	I-III	III-V	I-V
A1	1,70		4,45	6,99	A1	2,75	2,54	5,29	A1	2,75	2,54	5,29
A2	1,70		4,45	6,99	A2	2,75	2,54	5,29	B1	2,21	1,83	4,04
B1	1,49		3,70	5,53	B1	2,21	1,83	4,04	Interaural Dif.	0,54	0,71	1,25
B2	1,49		3,70	5,53	B2	2,21	1,83	4,04				

Foi realizada estimulação rápida com 53 e 71 estímulos por segundo. Observe o desaparecimento da onda V na estimulação rápida com 71 estímulos/segundo do lado esquerdo, sinal de disfunção retrococlear por fadiga neural. À direita, a onda V continua bem visível. A paciente tinha um schwannoma de VIII nervo à esquerda.

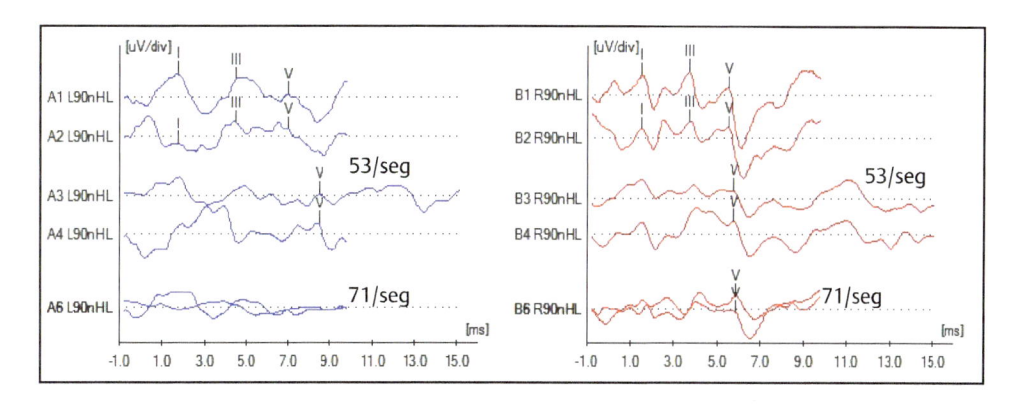

A estimulação com 71 estímulos/segundo é um complemento eficaz e permite sensibilizar o teste para detectar disfunção retrococlear. É considerado achado anormal o aumento de latência da onda V acima de 0,5 ms ou a ausência de onda V.

O recrutamento eletrofisiológico pode ser visto em perda auditiva sensorial. Chama atenção a boa amplitude das ondas em intensidades altas e em 50 dBNA com fácil identificação de todas as ondas I, III e V. Em 40 dBNA, com apenas 10 dB de diferença, todas as ondas desapareceram, mesmo a onda V. Esse fenômeno pode ser observado tanto na estimulação por via aérea como por via óssea, e é característico de perda sensorial coclear.

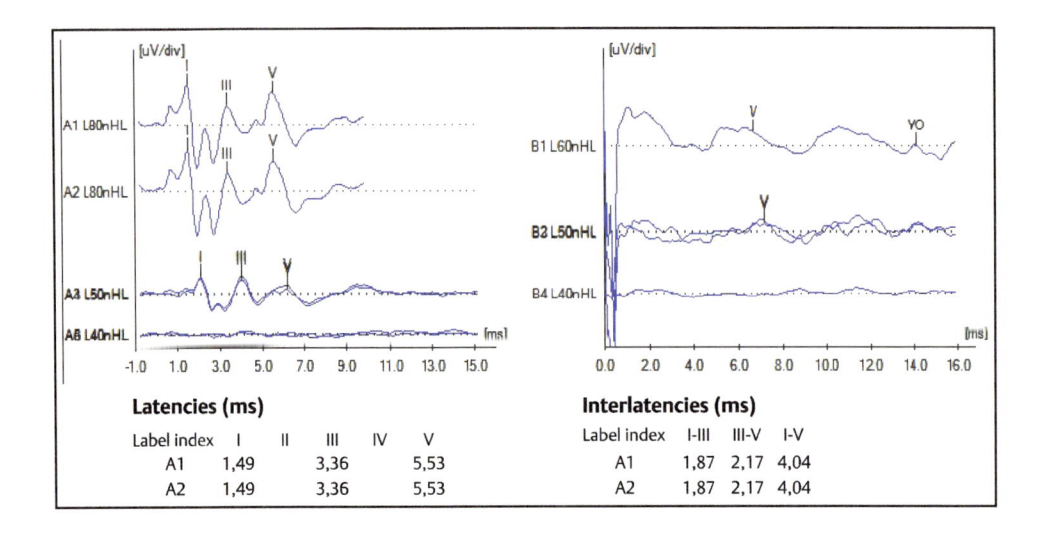

Latencies (ms)					
Label index	I	II	III	IV	V
A1	1,49		3,36		5,53
A2	1,49		3,36		5,53

Interlatencies (ms)			
Label index	I-III	III-V	I-V
A1	1,87	2,17	4,04
A2	1,87	2,17	4,04

CASO 13

Paciente do sexo masculino, 49 anos. Queixa de tontura tipo desequilíbrio há 4 anos, associada a zumbido, plenitude e hipoacusia à esquerda, que pioram durante as crises. Nega comorbidades. Solicitado audiometria que mostrou: perda neurossensorial em rampa à direita de grau leve e somente nas frequências agudas. Na orelha esquerda, observado *gap* aero-ósseo em todas as frequências. Curva tipo A bilateralmente, reflexos presentes e normais.

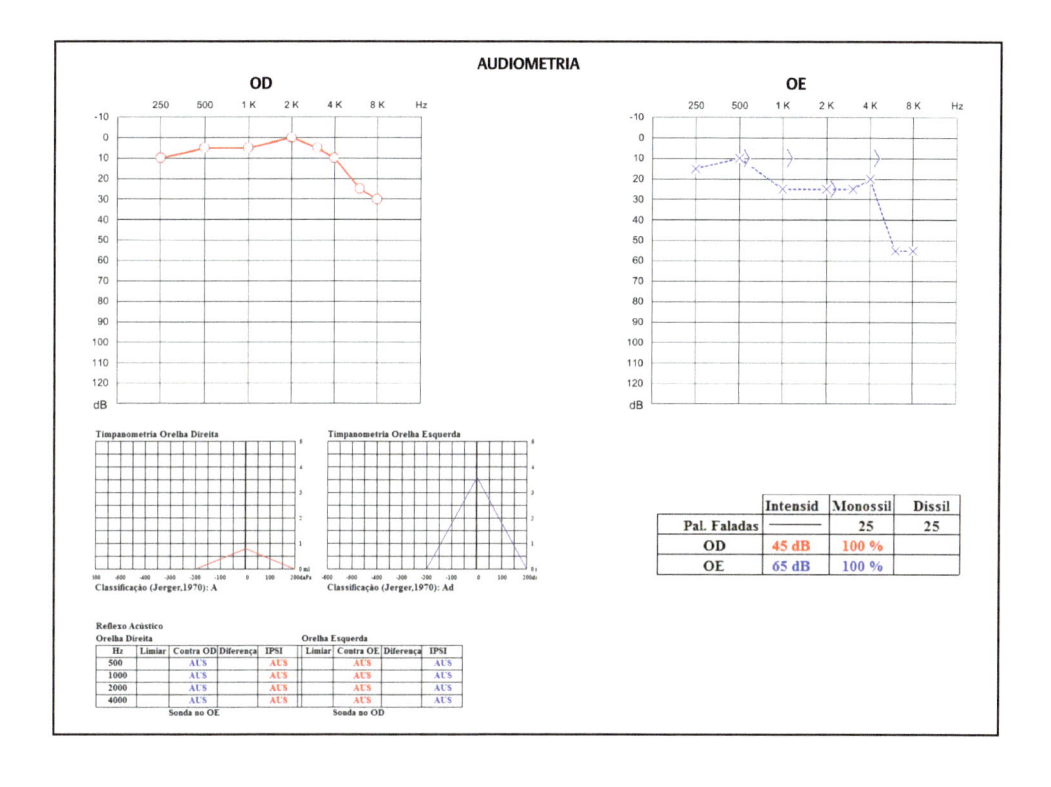

Em razão do quadro clínico, foi levantada a possibilidade de hidropisia endolinfática do lado esquerdo. Para melhor avaliação, foi pedido eletrococleografia:

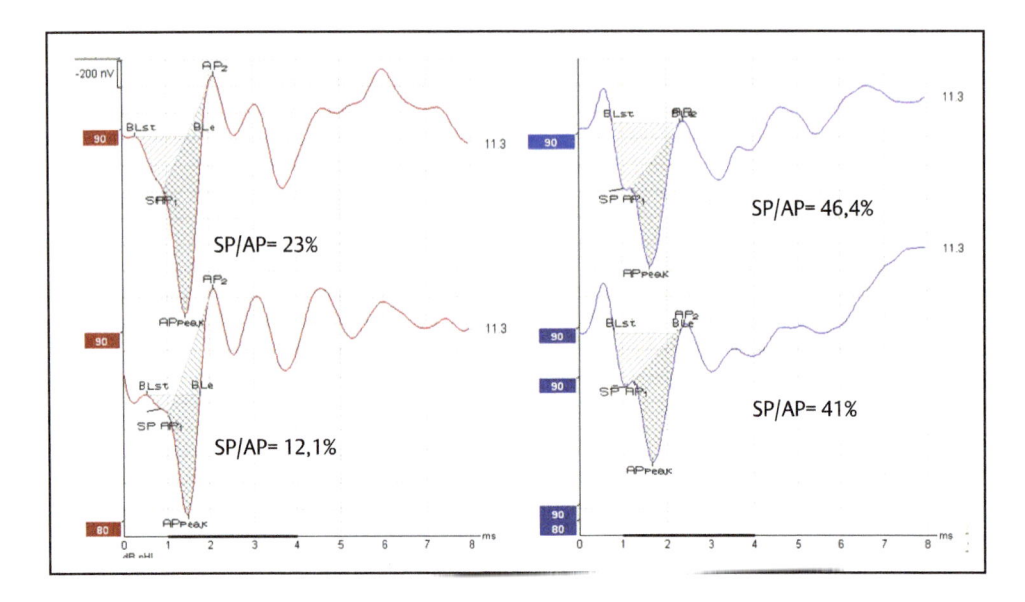

À direita, traçados com morfologia normal. Relação de amplitudes SP/AP de 12,1 e 23%, dentro da normalidade e relação das áreas SP/AP dentro da normalidade. À esquerda, relação de amplitude SP/AP aumentada (41,5 e 46,4%).

Observado também aumento da relação das áreas (1,68) e diferença de latência do AP aos cliques rarefeitos e condensados de 0,36 ms.

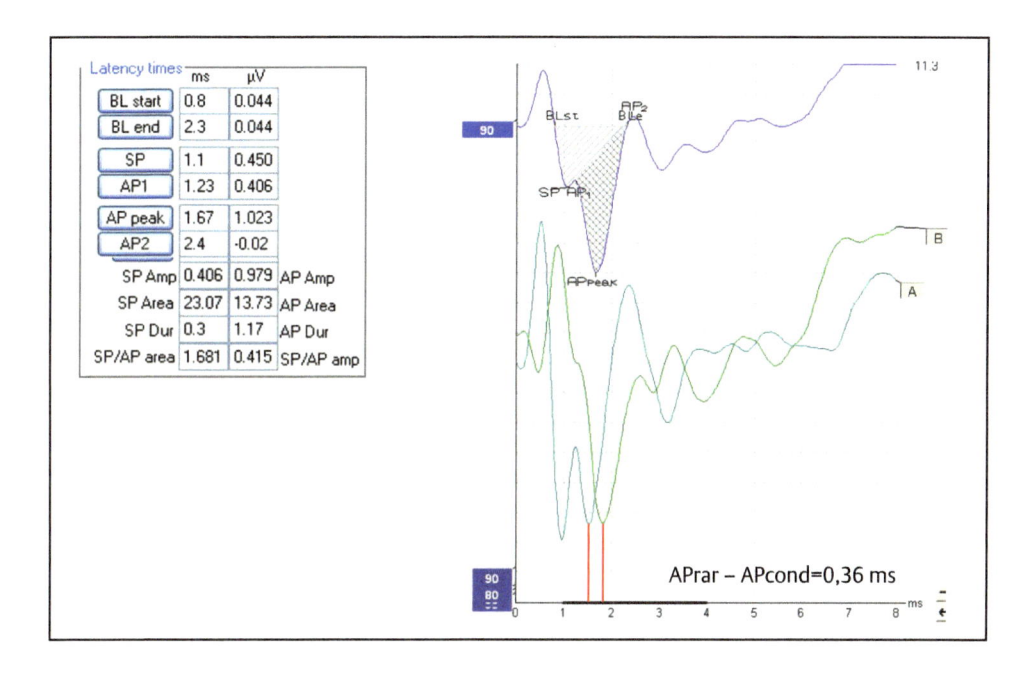

Latency times	ms	µV	
BL start	0.8	0.044	
BL end	2.3	0.044	
SP	1.1	0.450	
AP1	1.23	0.406	
AP peak	1.67	1.023	
AP2	2.4	-0.02	
SP Amp	0.406	0.979	AP Amp
SP Area	23.07	13.73	AP Area
SP Dur	0.3	1.17	AP Dur
SP/AP area	1.681	0.415	SP/AP amp

APrar – APcond=0,36 ms

A inclusão do critério de relação da área SP/AP para análise da eletrococleografia aumenta a sensibilidade e especificidade no diagnóstico da hidropisia endolinfática.

CASO 14

Paciente do sexo feminino, 53 anos. Queixa de zumbido à esquerda há 10 anos com piora progressiva, tipo som grave, associado a vertigem de frequência mensal com duração de segundos e plenitude. Nega perda auditiva. Como comorbidades, apresenta migrânea, cinetose, depressão e artrite reumatoide. Sem alterações ao exame clínico otorrinolaringológico.

À audiometria tonal, observado *gap* aero-ósseo nas frequências graves do lado esquerdo; reflexos presentes e curva A bilateral.

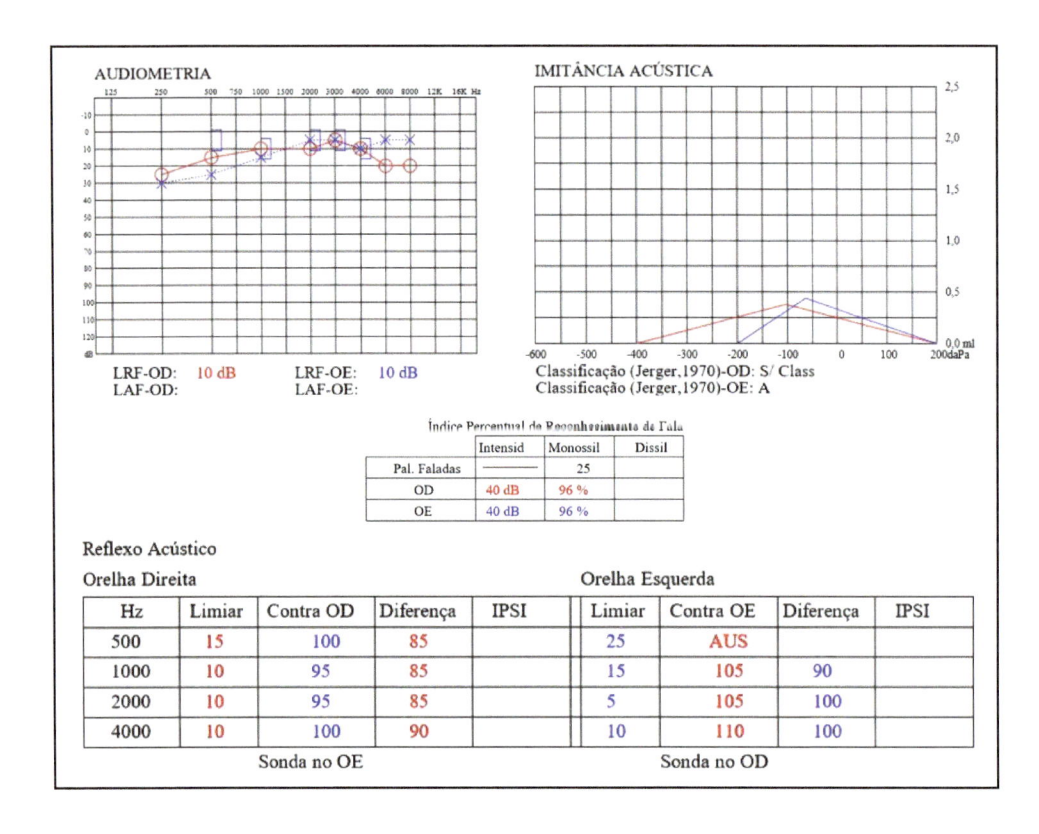

AUDIOMETRIA

LRF-OD: 10 dB
LAF-OD:
LRF-OE: 10 dB
LAF-OE:

IMITÂNCIA ACÚSTICA

Classificação (Jerger,1970)-OD: S/ Class
Classificação (Jerger,1970)-OE: A

Índice Percentual de Reconhecimento de Fala

Pal. Faladas	Intensid	Monossil	Dissil
		25	
OD	40 dB	96 %	
OE	40 dB	96 %	

Reflexo Acústico

Orelha Direita

Hz	Limiar	Contra OD	Diferença	IPSI
500	15	100	85	
1000	10	95	85	
2000	10	95	85	
4000	10	100	90	

Sonda no OE

Orelha Esquerda

Limiar	Contra OE	Diferença	IPSI
25	AUS		
15	105	90	
5	105	100	
10	110	100	

Sonda no OD

Qual a principal hipótese diagnóstica frente a esse quadro clínico e audiometria? Qual patologia justificaria *gap* aero-ósseo nas frequências graves e curva tipo A?

A principal hipótese diagnóstica é de deiscência de canal semicircular superior do lado esquerdo.

Qual o exame eletrofisiológico que melhor avalia essa patologia?

VEMP cervical.

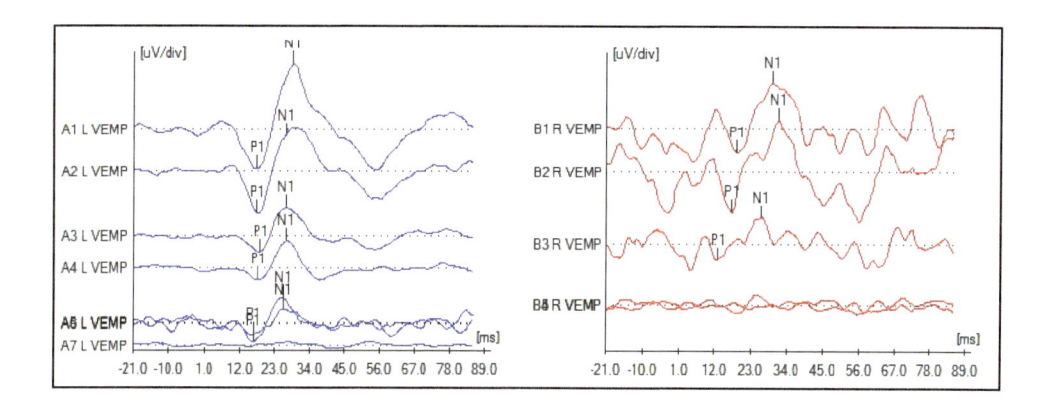

À direita, morfologia e amplitude normal, limiar normal em 85 dBNA.

À esquerda, morfologia preservada e amplitude aumentada. Limiar rebaixado, 60 dBNA.

O VEMP cervical na deiscência de canal tem como principais características a amplitude aumentada e o limiar rebaixado. O limiar normal ao c-VEMP é por volta de 80-85 dBNA.

O exame de imagem (tomografia de ossos temporais) comprova os achados eletrofisiológicos.

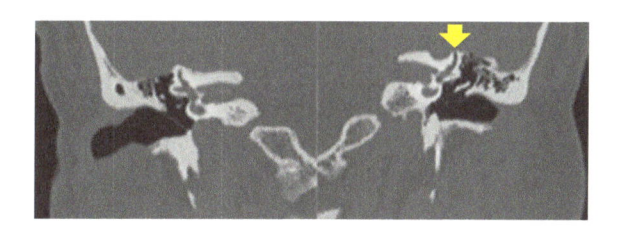

CASO 15

Paciente de sexo feminino, 50 anos, tabagista há 30 anos, refere crises de tontura de forte intensidade que duram 2 a 3 dias e são incapacitantes. O quadro começou há 5 anos e está acompanhado de hipoacusia e zumbido constante em orelha direita. Como comorbidades, relata hipotireoidismo e enxaqueca. Fez ressonância magnética com resultado normal. Exames laboratoriais mostram função de tireoide compensada, sem outras alterações. Na audiometria, observa-se perda moderada à direita com curva descendente em agudos e discriminação de 76%. Limiares normais com 100% de discriminação à esquerda.

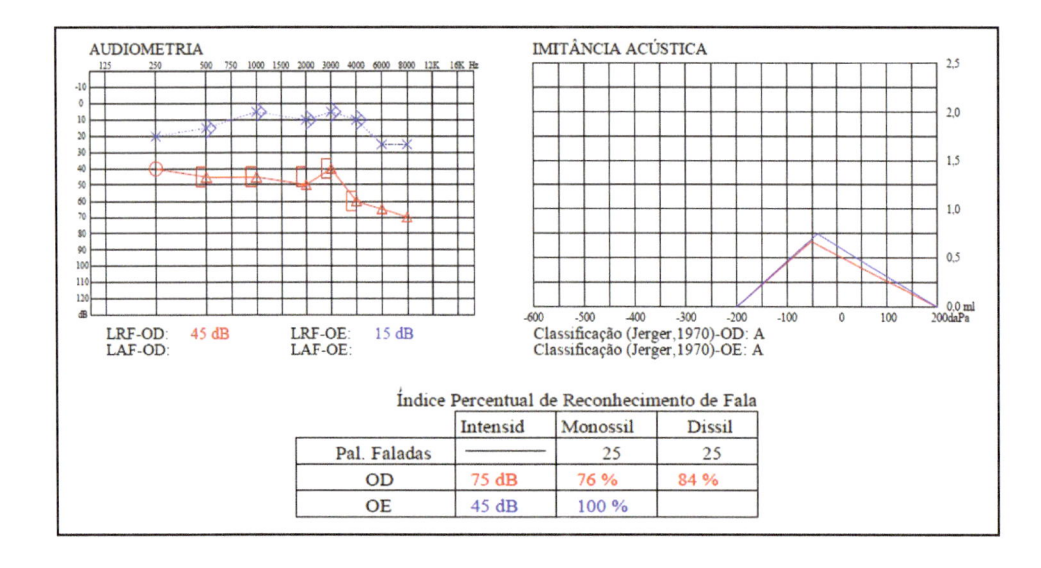

LRF-OD: 45 dB
LAF-OD:
LRF-OE: 15 dB
LAF-OE:

Classificação (Jerger,1970)-OD: A
Classificação (Jerger,1970)-OE: A

Índice Percentual de Reconhecimento de Fala

Pal. Faladas	Intensid	Monossil	Dissil
OD	75 dB	25	25
OE	45 dB	76 %	84 %
		100 %	

CASOS CLÍNICOS

Foi solicitado eletrococleografia.

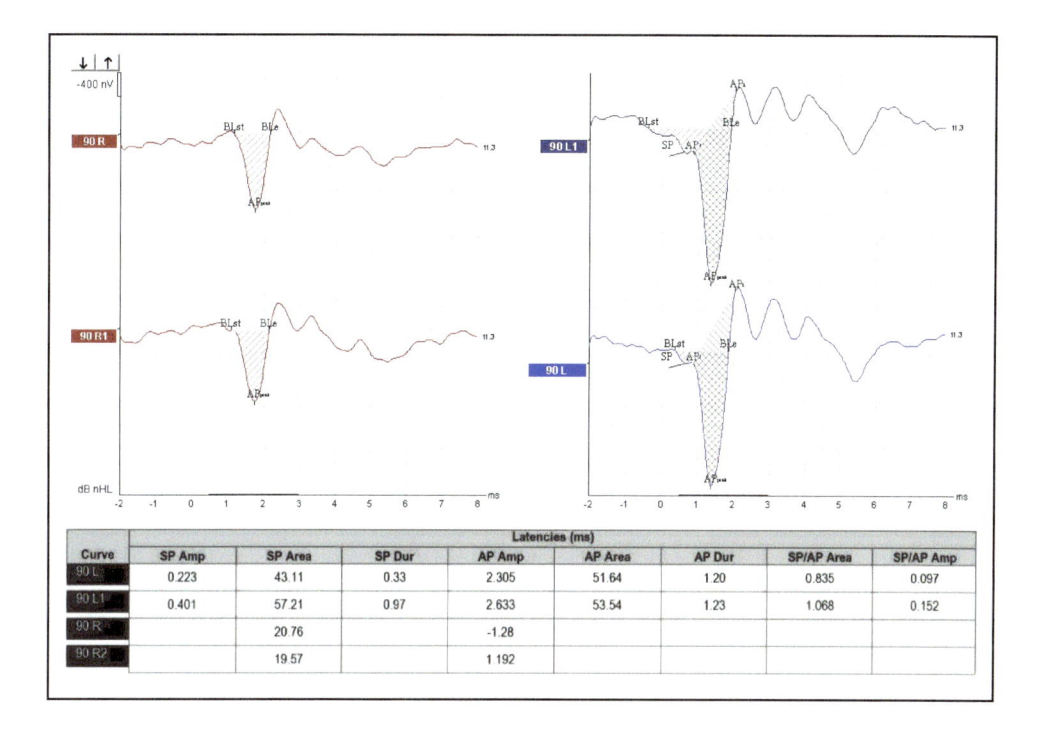

Curve	SP Amp	SP Area	SP Dur	AP Amp	AP Area	AP Dur	SP/AP Area	SP/AP Amp
90 L	0.223	43.11	0.33	2.305	51.64	1.20	0.835	0.097
90 L1	0.401	57.21	0.97	2.633	53.54	1.23	1.068	0.152
90 R		20.76		-1.28				
90 R2		19.57		1.192				

À esquerda, observa-se potencial de ação (APpeak) com boa amplitude e latência preservada, precedido de pequeno potencial de somação (SP). A relação de amplitude SP/AP é de 9,7% no traçado acima e 15,2% no traçado inferior, ambos dentro da normalidade. A relação de área SP/AP é de 0,835 e 1,068, respectivamente, também dentro da normalidade (normal até 1,6), ou seja, exame normal à esquerda. À direita, observamos o potencial de ação com amplitude reduzida. Isso se deve à perda auditiva neurossensorial neste lado. Menos fibras neurais contribuem para a resposta do potencial de ação. Neste caso, a eletrococleografia não ajudou no diagnóstico de hidropisia endolinfática. O melhor momento para realizar ECOG é no início do quadro, próximo às crises ou durante episódio de plenitude auricular.

O exame foi complementado com VEMP cervical.

Interamplitudes (uV)

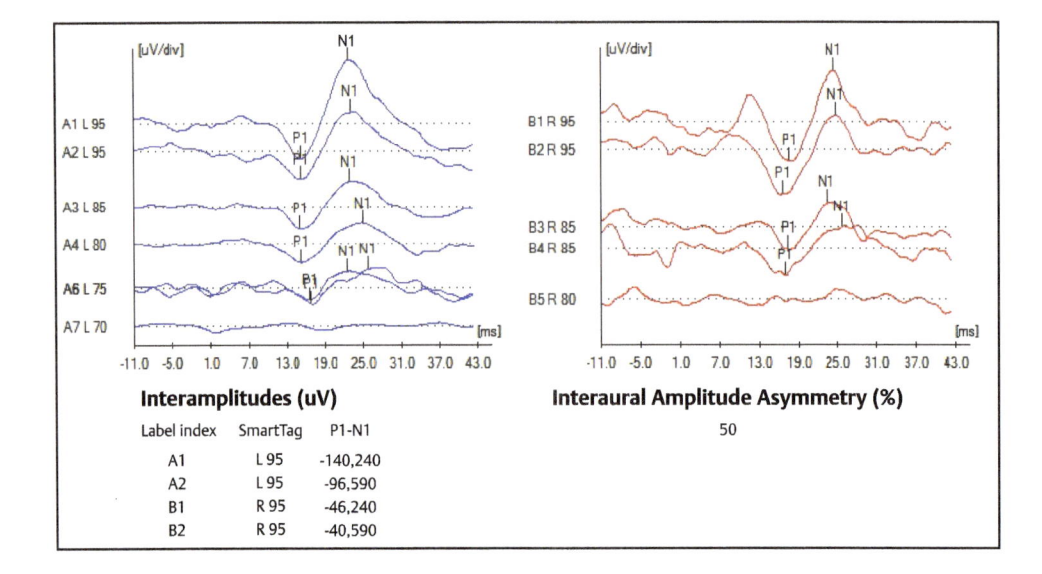

Label index	SmartTag	P1-N1
A1	L 95	-140,240
A2	L 95	-96,590
B1	R 95	-46,240
B2	R 95	-40,590

Interaural Amplitude Asymmetry (%)

50

Ambos os lados exibem respostas com latências preservadas. Quando analisamos as interamplitudes, verificamos que a resposta à direita tem amplitude significativamente menor, o que se reflete no índice de assimetria de 50%, que está alterado (normal até 40%). Podemos deduzir que há comprometimento da função do sáculo à direita, que pode estar relacionado com a doença de Ménière.

Em pacientes com hidropisia endolinfática e perda auditiva significativa (50 dBNA ou pior, em várias frequências), o VEMP pode ser mais indicado para avaliação e monitoramento da doença de Ménière que a eletrococleografia. O VEMP independe do grau de perda auditiva neurossensorial e pode ser realizado mesmo em caso de perda neurossensorial profunda, mas a eletrococleografia não.

CASO 16

Exame de VEMP ocular é usado para avaliação de função utricular e nervo vestibular superior. Nos traçados, observamos os potenciais N1 e P1 com latências de aproximadamente 10 e 15 ms, respectivamente. Como a resposta vem do músculo oblíquo inferior, as respostas têm pequena amplitude (entre 2 e 5 microvolts). O índice de assimetria entre os lados também deve ser calculado, e o normal é de até 36%.[1]

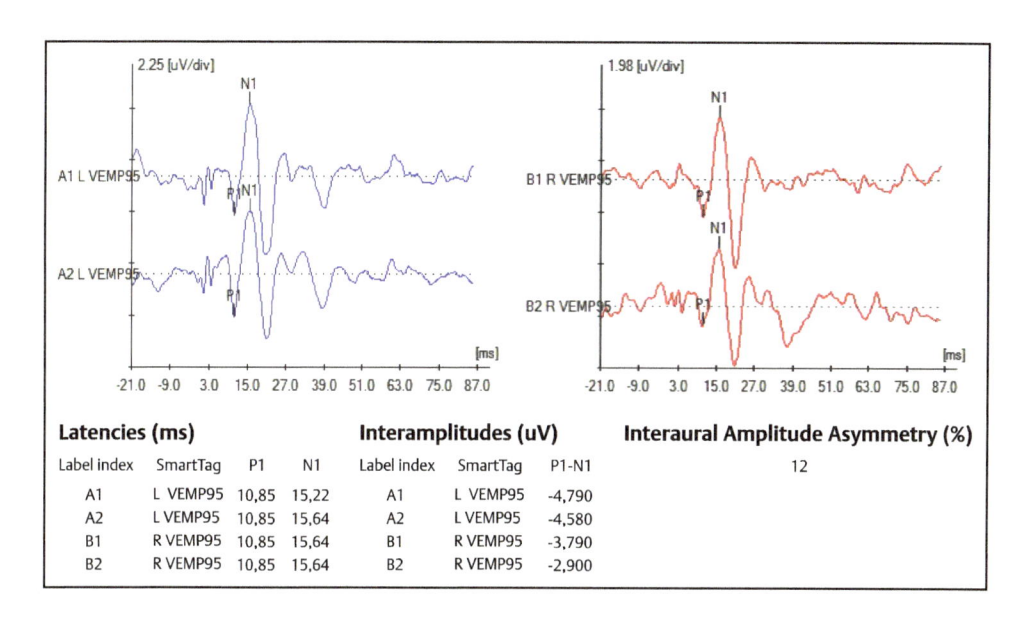

Latencies (ms)				Interamplitudes (uV)			Interaural Amplitude Asymmetry (%)
Label index	SmartTag	P1	N1	Label index	SmartTag	P1-N1	12
A1	L VEMP95	10,85	15,22	A1	L VEMP95	-4,790	
A2	L VEMP95	10,85	15,64	A2	L VEMP95	-4,580	
B1	R VEMP95	10,85	15,64	B1	R VEMP95	-3,790	
B2	R VEMP95	10,85	15,64	B2	R VEMP95	-2,900	

REFERÊNCIA BIBLIOGRÁFICA

1. Piker EG, Jacobson GP, McCaslin DL, Hood LJ. Normal characteristics of the ocular vestibular evoked myogenic potential. J Am Acad Audiol 2011 Apr;22(4):222-30.

ÍNDICE REMISSIVO

Entradas acompanhadas por um *f* ou *q* em itálico indicam figuras e quadros, respectivamente.

A
Agência Nacional de Saúde Suplementar (ANS), 81
Audição, 1
　cálculo do nível de, 36
Audiograma eletrofisiológico, 29*f*
Audiometria tonal, 23

B
BERA, 1

C
Carbamazepina, 2
Casos clínicos, 111
　caso 1, 111-113
　caso 2, 114-115
　caso 3, 116-118
　caso 4, 119-123
　caso 5, 124-125
　caso 6, 126-127
　caso 7, 128-130
　caso 8, 131-132
　caso 9, 133-135
　caso 10, 137-139
　caso 11, 140-141
　caso 12, 142-144
　　estratégias de exame, 142
　　　estimulação lenta e rápida, 142
　caso 13, 145-146
　caso 14, 148-149
　caso 15, 150-152
　caso 16, 153

Chirp, 19
　definição, 19
　estímulo, 19
　　tipos de, 19
　indicações, 20
　NB-, 21
Classificação Brasileira Hierarquizada de Procedimentos Médicos (CBHPM), 81
Crianças
　PEATE em, 11
　　automático, 11
　　diagnóstico, 11
　　preparo do laudo, 17

D
Derivação ipsilateral
　com 1 canal, 2
　com 2 canais, 3
Distonias, 106
　injeção de toxina botulínica, 106
Doença de Ménière, 58
Doença do Espectro da Neuropatia Auditiva, 24, 53

E
Eletrocardiografia, 2
Eletrococleografia, 47
　doenças do espectro da neuropatia auditiva, 53
　　eletrococleografia intracoclear, 53
　indicações clínicas, 48
　interpretação do exame, 49
　introdução, 47
　parâmetros técnicos e do estímulo para, 49*q*
　posicionamento do paciente, preparação do conduto e avaliação, 48

Eletroencefalograma (EEG), 84
Eletromiografia (EMG), 82
  da laringe, 97
  de varredura livre, 82
  estimulada, 83
  interpretação da, 105q
Emissões otoacústicas, 39
  aplicações principais, 42
  aspectos históricos, 39
  fundamentos, 39
  princípios do exame, 40
  tipos de emissões, 40
    espontâneas, 40
    evocadas, 40
      produtos de distorção, 41
      técnica de realização, 40
      transientes, 40
Estímulo Chirp, 28
Estímulo sonoro
  características do, 59q
Exame(s)
  de neurodiagnóstico, 6q
  de PEATE, 4

F

Fala
  PEATE com estímulo de, 77
    indicações, 77
    parâmetros avaliados, 79
    possíveis resultados, 79
    técnica de exame, 78
Fourier
  Transformada Rápida de, 26
Frequency following response (FFR), 77

G

Glossofaríngeo
  nervo, 92

H

Hidropisia endolinfática
  critérios para avaliação de, 49q
Hipoglosso
  nervo, 92

I

Imitanciometria, 24
Implante coclear, 24
  cirurgia de, 24
International Guidelines, 59

L

Laringe
  eletromiografia da, 97
    alterações da junção neuromuscular, 108
    bases eletrofisiológicas, 97
    diagnóstico das doenças musculares, 107
    distonias, 106
      injeção de toxina botulínica, 106
    indicações, 98
    interpretação, 101
      atividade de inserção, 102
      atividade espontânea, 102
      atividade voluntária, 102
      latência, 102
    introdução, 97
    paralisia de nervo laríngeo superior, 106
    paresia ou paralisia de prega vocal, 103
    técnica, 98
Laudo
  preparo do, 17
    algoritmo de avaliação, 18
    descrição dos achados, 17
Limiar eletrofisiológico
  pesquisa de, 5
Limiares audiométricos, 28q

M

Ménière
  doença de, 58

N

NB-Chirp, 21
  avaliação com, 21
  desvantagem, 21
Nervo auditivo
  monitorização do, 89
    avaliação das respostas, 91
    indicação, 90
    técnica e instrumentação, 90
Nervo facial
  monitorização neurofisiológica
    intraoperatória de, 84
    avaliação das respostas, 86
    indicações, 85
    técnica e instrumentação, 86
Nervo laríngeo superior
  paralisia de, 106
Nervo vago
  monitorização de, 86
    avaliação das respostas, 89
    indicações, 88
    técnica e instrumentação, 88

Nervos cranianos
  monitorização neurofisiológica
    intraoperatória de, 81
    de nervo facial, 84
      avaliação das respostas, 86
      indicações, 85
      técnica e instrumentação, 86
    de nervo vago, 87
      avaliação das respostas, 89
      indicações, 88
      técnica e instrumentação, 88
    do nervo auditivo, 89
      avaliação das respostas, 91
      indicações, 89
      técnica e instrumentação, 89
    equipamentos, 81
    outros nervos cranianos, 91
    testes utilizados, 82
      eletroencefalograma, 84
      eletromiografia, 82
        de varredura livre, 82
        estimulada, 83
      potencial evocado auditivo, 83
      potencial evocado motor, 83
      potencial evocado somatossensitivo, 84
      trem de quatro estímulos, 84
Neurodiagnóstico, 12, 13
Neuropatia auditiva
  doenças do espectro da, 53

O

Olfatório
  nervo, 91
Óptico
  nervo, 91
Otoscopia/otomicroscopia, 2

P

P300, 71
  pesquisa do, 71
    avaliação, 71
    estímulo auditivo, 71
    indicação, 71
    latência, 72
    marcação, 73
    possíveis resultados, 75
    prática clínica, 72
    resposta clínica, 72
    tipos, 71
Perda auditiva neurossensorial
  paciente com, 52f

Potencial Evocado Auditivo de Tronco
  Encefálico (PEATE), 1, 83
  classificação, 1
  com estímulo de fala, 77
  com perda auditiva, 15f
  definição, 1
  em crianças, 11
  exame, 4
    pesquisa do limiar eletrofisiológico, 5
    principais indicações, 4
  frequência específica com *tone burst*, 33
    via aérea e via óssea, 33
  interpretação, 5
  método, 1
  parâmetros de estimulação e captação de, 12q
  principais achados, 7
    alterações cocleares, 9
    comprometimento retrococlear, 7
  recomendações básicas, 1
    colocação dos eletrodos, 2
    estimulação, 3
    mascaramento, 4
    montagem dos eletrodos, 2
    paciente, 2
    sala de exame, 1
  técnicas eletrofisiológicas, 1
Potencial evocado miogênico vestibular –
  VEMP, 57
  definição, 57
  indicações clínicas, 57
  introdução, 57
  parâmetros técnicos e do estímulo, 59
    controle da contração muscular, 61
    interpretação do exame, 62
      parâmetros de análise – VEMP cervical, 62
      VEMP ocular, 64
    montagem dos eletrodos, 60
    posição do paciente, 60
Potencial Evocado Motor (PEM), 83
Potencial Evocado Somatossensitivo (PESS), 84
Potenciais
  de média latência, 67
    parâmetros e montagem, 68q
Prega vocal
  paresia ou paralisia de, 103

R

Raleigh
  teste de, 29
Reflexos vestibulares
  principais, 57

Respostas auditivas
  de estado estável (RAEE), 23
    avaliação das
      por via óssea, 25*f*
    estímulo Chirp, 28
    indicações clínicas, 23
    introdução, 23
    limitações, 30
    parâmetros técnicos e do estímulo, 24
      registro com tom puro modulado AM+FM, 26
Reto medial
  nervo, 91

S
Schwannoma vestibular
  diagnóstico do, 58
  pacientes com, 58

T
Teste(s)
  de Raleigh, 29
  utilizados na monitorização neurofisiológica intraoperatória
    de nervos cranianos, 82

Tone burst, 21
Toxina botulínica
  injeção de, 106
Transformada Rápida de Fourier, 26
Trem de quatro estímulos, 84
Triagem Auditiva Neonatal, 43
  fluxograma do programa, 43*f*

V
VEMP
  cervical, 62
  ocular, 64
Via aérea e via óssea
  PEATE
    frequência específica
      com *tone burst*, 33
        cálculo do nível de audição, 36
        indicações clínicas, 33
        interpretação do exame, 35
        introdução, 33
        protocolo, 34
        transdutores, colocação de eletrodos e parâmetros técnicos, 35